신장 케어

다카토리 유지 지음 | 김소원 옮김

신장 케어

수치의 악화를 막고
일상을 회복하는
신장 관리법

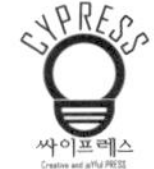

일러두기

1 본서에서는 '콩팥'보다 '신장'을 우선하여 사용하였다. 다만 '콩팥'이 더 널리 쓰이는 병명이나 용어의 경우에는 해당 명칭을 함께 병기하였다.

2 의학 용어는 약어 대신 원래의 어형을 살려 표기하였으며, 표나 도표 등에서는 가독성을 고려해 약어를 사용하였다.

3 각주는 대부분 역자 주이며, 편집자 주는 별도로 구분하여 표시하였다.

4 단행본·문집·잡지의 제목은 『 』 논문·시·단편 등 개별 작품의 제목은 「 」 신문·노래·영화·방송 프로그램의 제목은 < >로 표기하였다.

5 국내에 번역·소개된 작품은 통용되는 번역 제목을 따랐으며, 국내에 소개되지 않았거나 절판된 작품은 원서 제목을 직역하여 표기하였다.

퀴즈(Quiz)

건강한 성인의 신장이 하루에
걸러 내는 혈액의 양을
500밀리리터 페트병으로
환산하면 어느 정도일까?

① 20병(약 10리터)
② 60병(약 30리터)
③ 300병(약 150리터)

정답: ③ 300병(150리터)
신장은 하루에 무려 150리터에
달하는 혈액을 쉬지 않고 걸러
내고 있다.

이 책은 신장 문제를 개선하고 증상을 해소하고 싶은 사람들을 위한 안내서이다. 아래 항목 중 하나라도 해당된다면 이 책을 읽어보길 바란다.

- 건강검진에서 크레아티닌 수치가 나빠져 걱정된다.
- 요단백 수치가 정상 범위를 벗어났다.
- 추정 사구체여과율의 수치가 해마다 떨어지고 있다.
- 의사에게 '주의' 소견을 받았다.

'이 나이에 이미 늦은 것은 아닐까?' 많은 사람이 이렇게 생각하지만, 결코 늦지 않았다. 나는 이 책이 사람들에게 '희망의 실마리'가 되기를 바라는 마음으로 펜을 들었다. 신장 전문의인 내가 자신 있게 소개하는 '약해진 신장의 유지 관리법'을 꼭 한번 시도해 보기를 권한다.

만약 내게 오래 살기 위해 가장 중요한 열쇠는 무엇이냐고 묻는다면, 나는 한 치의 망설임도 없이 '신장을 튼튼하게 하는 것'이라고 답할 것이다. '뭐? 장도 아니고, 심장도 아니라고?' 이렇게 의아해 하는 사람도 있을지 모른다. 그렇다면 왜 신장이 중요할까? 그 이유는 신장이 '혈액의 선별자'이기 때문이다. 신장은 혈액 속 불필요한 노폐물을 걸러내 깨끗한 상태로 유지한다.

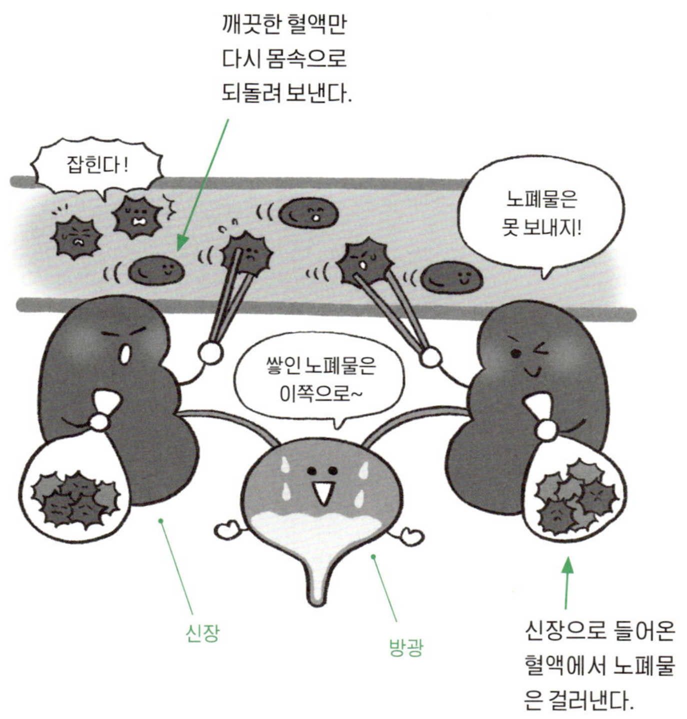

　　좀 더 익숙한 것에 비유하면, 신장은 부엌이나 욕실 배수구의 망과 같다. 망이 없다면 음식물 쓰레기나 머리카락이 그대로 배수관으로 흘러 들어가고, 이를 방치하면 그 안에 찌꺼기가 쌓여 결국 막히게 된다. 하지만 망이 새것이고 그물코가 촘촘하다면, 찌꺼기가 흘러와도 쉽게 잡아낼 수 있다. 신장도 이와 마찬가지로 혈액 속 찌꺼기, 즉 노폐물을 골라낸다. 노폐물을 몸 밖으로 배출하고, 체내에 남지 않도록 함으로써 혈액을 깨끗한 상태로 유지하는 것이다. 그러나 어떤 원인으로 신장 기능이 저하되면 혈액 속 노폐물을 제대로 걸러 내지 못해 결국 체내에 점점 노폐물이 쌓이게 된다.

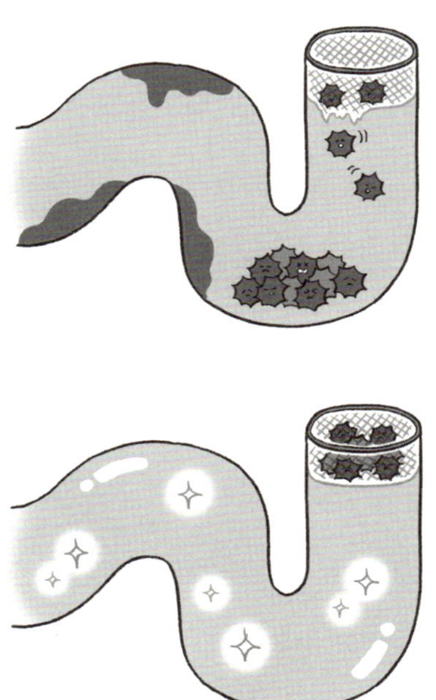

신장은 하루에도 막대한 양의 혈액을 걸러 내며 몸에 필요한 것과 필요하지 않은 것을 쉼 없이 가려낸다. 한마디로 신장은 성실한 일꾼이다! 하지만 이렇게 성실한 신장도 정기적인 유지 관리가 이루어지지 않으면 스트레스나 흡연, 불규칙한 식습관 등에 의해 서서히 약해지기 시작한다. 그럼에도 신장은 매우 인내심이 강한 장기로, 좀처럼 불평하지 않고 묵묵히 제 역할을 해 낸다. 그러나 어느 순간, 더는 버티지 못하고 경고음을 내기 시작한다.

신장이 제 기능을 하지 못하게 되면 노폐물로 오염된 혈액이 전신을 돌며 여러 장기에 악영향을 미친다. 그 결과 몸 곳곳에 다양한 이상異常이 나타나게 된다. 이미 약해진 신장을 회복시키는 일은 결코 쉽지 않다. 그래서 본격적인 SOS 신호가 나타나기 전에 식습관과 생활 방식을 개선하고, 신장을 유지 및 관리해 지친 신장을 치유하여 다시 제힘을 되찾도록 돕는 것이 중요하다. 이 책에서는 신장 전문의인 내가 실제로 실천하고 있는 신장 유지 관리법을 소개한다.

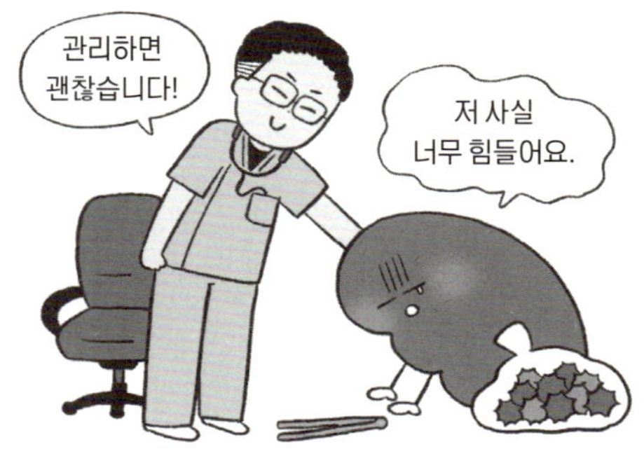

신장 유지 관리가 가져오는 변화!

- 살이 쉽게 찌지 않는다.
- 뼈가 튼튼해진다.
- 뇌졸중 위험이 줄어든다.
- 치매 위험이 낮아진다.
- 쉽게 지치지 않는다.
- 심근경색 위험이 낮아진다.
- 부기가 가라앉는다.
- 장내 환경이 좋아진다.
- 혈압이 안정된다.
- 냉증이나 어깨 결림이 완화된다.
- 자율신경의 균형이 잡힌다.

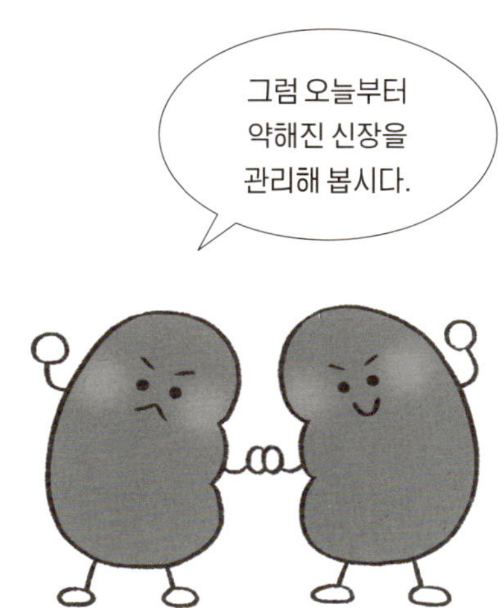

신장은 알 듯하면서도 선뜻 설명하기 어려운 장기다. 내 환자들 가운데에도 이런 고민을 털어놓는 이들이 적지 않다.

"건강검진에서 신장 수치가 좋지 않다는 말을 들었는데, 무엇을 어떻게 해야 할지 도무지 모르겠어요."
"책이나 인터넷 글을 찾아봐도 너무 어려워요."
"부정적인 이야기만 많아서 알아볼수록 더 불안해져요."

이런 반응도 무리는 아니다. 신장은 구조가 매우 복잡한 장기이기 때문이다. 게다가 증상이 쉽게 드러나지 않아 실체를 알기 어렵기 때문에 불안도 커지기 쉽다. 나 역시 환자들에게 신장을 어떻게 설명해야 할지 늘 고민했다. 그렇다면 신장은 왜 이렇게 알기 어려운 장기일까? 다음 네 가지는 임상 현장에서 느낀, 신장을 이해하기 어렵게 만드는 요인들이다.

① 구조가 너무 복잡하다.

② 역할이 많다.

③ 증상이 잘 드러나지 않아 질병을 알아차리기 힘들다.

④ 검사 수치를 어떻게 봐야 할지 모르겠다.

어느 날 갑자기 신장 수치가 좋지 않다는 말과 함께 '네프론', '추정 사구체여과율 수치'와 같은 설명이 이어진다면 무슨 말인지 도통 와닿지 않을 수 있다. 그렇다 보니 신장 건강을 위해 무엇을 해야 할지 막막해진다.

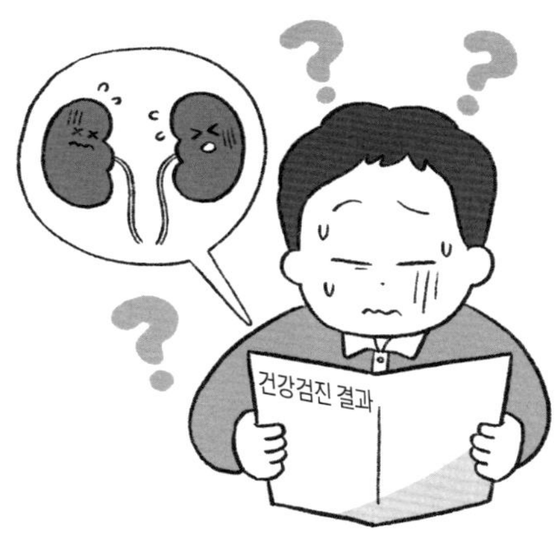

이 책 『신장 케어』에서는 그런 궁금증을 하나씩 풀어 가며, 어떻게 하면 신장 건강을 지켜 나갈 수 있을지 이해를 돕는다.

제1장에서는 수명을 좌우하는 중요한 장기인 신장의 기능을 자세히 살펴본다. 이 장을 통해 신장 관리의 필요성을 이해하게 될 것이다.

겉으로 증상이 드러나지 않기에 신장은 쉽게 혹사당한다. 이에 제2장에서는 신장에 꼭 필요한 것은 무엇이고, 피해야 할 것은 무엇인지 차근차근 정리한다.

제3장에서는 신장 건강의 운명을 좌우하는 가장 큰 요소인 음식에 대해 말한다. 무엇을 먹어야 하고, 무엇을 피해야 하는지 구체적으로 짚어 본다.

생활 습관을 조금만 바꿔도 신장은 다시 활력을 되찾을 수 있다. 제4장에서는 신장 관리로 이어지는 생활 속 실천법을 소개한다.

신장이 보내는 SOS 신호를 알아차리는 것이 관리의 첫걸음이다. 제5장에서는 이를 위해 꼭 알아야 할 내용을 정리한다.

제6장에서는 신장 전문의인 내가 평소 어떤 점을 의식하며 먹고, 어떻게 생활하는지 소개한다. 일상생활에서 바로 실천할 수 있으니 유용하게 활용해 보길 바란다.

'신장이 아주 중요한 장기라는 사실은 어렴풋이 알고 있지만 정작 어떤 일을 하는지, 왜 그렇게 중요한지 잘 모르겠다.' '검사 수치가 안 좋다는 말을 듣고 너무 불안하다.' '무엇을 어떻게 해야 할지 몰라서 막막하다.' 등 많은 사람이 고민을 안고 있다. 이 책은 그런 독자들을 염두에 두고 풀어냈다. 기초부터 차근차근 알기 쉽게 설명하고, 그림과 해설을 풍부하게 담았다. 읽다가 의문이 생겨 흐름이 끊기는 일은 없을 것이다.

이 책을 읽고 나면, '신장이 정말 중요한 장기였구나.' '신장을 지키려면 이런 점들을 조심하면 되겠구나.' '이 음식부터 먹어 보자.' 등등 신장에 관한 지식이 머릿속에 차곡차곡 쌓인다. 그리고 그 지식이 자연스럽게 일상에 스며들어, 약해졌던 신장이 조금씩 본래의 힘을 되찾아 갈 것이다.

신장 건강으로 고민하는 분들에게 '희망의 실마리'가 되기를 바라는 마음으로 한 자 한 자 정성껏 책을 썼다. 부디 이 책이 당신의 신장 관리 생활과 건강하고 안정된 삶을 꾸려 나가는 데 작은 도움이 되기를 바란다.

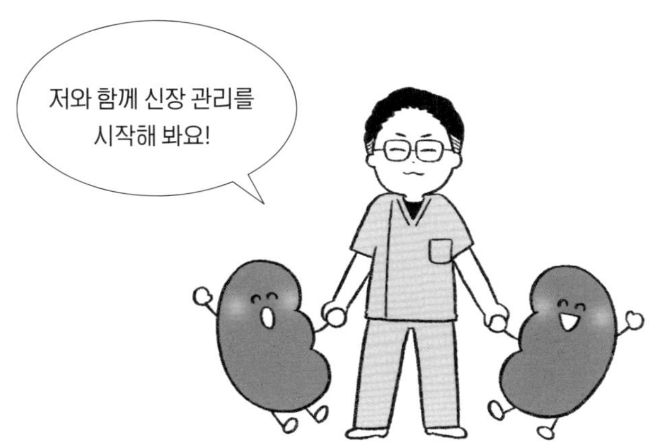

차례

1장

신장이 수명을 결정한다

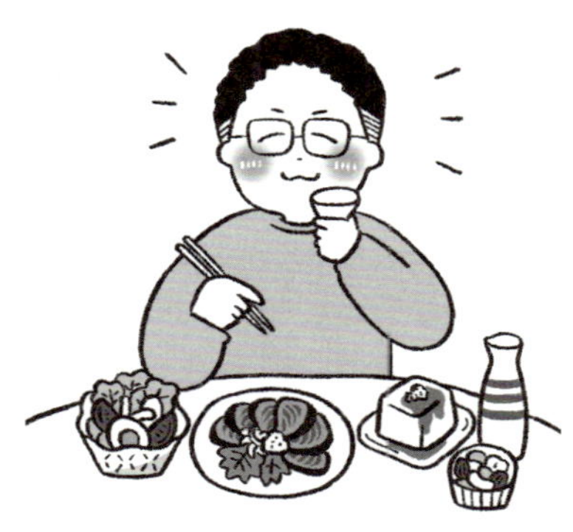

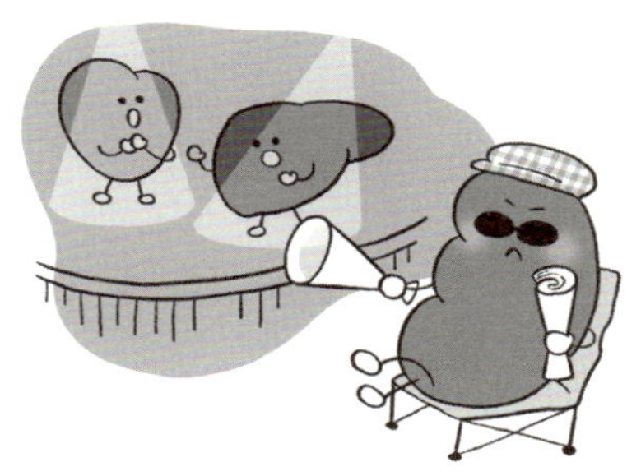

제1장

신장이 수명을 결정한다

우리 몸속 조용한 일꾼, 신장.
신장은 왜 그렇게 분주하게 일하는 걸까?
이 장에서는 신장이 어떤 역할을 하는지 알아본다.

우리 몸의 숨은 일꾼 신장

신장이 없다면 어떤 일이 벌어질까? 대표적인 변화는 다음과 같다.

- 몸속 수분이 쌓여 쉽게 붓는다.
- 고혈압이 쉽게 생겨 심근경색이나 뇌경색 등의 질환 위험이 커진다.
- 뼈가 약해져 골절이 잘 생긴다.
- 다른 장기의 기능도 저하된다.

신장이 제대로 기능하지 않으면 10일에서 2주 안에 생명을 유지하기 어렵다는 점에서, 신장은 몸 전체와 깊이 연결된 장기라는 사실을 알 수 있다. 이에 따라 최근 '신장이 수명을 결정한다'라는 말이 대두되고 있다. 신장이 우리가 살아가는 데 필수적

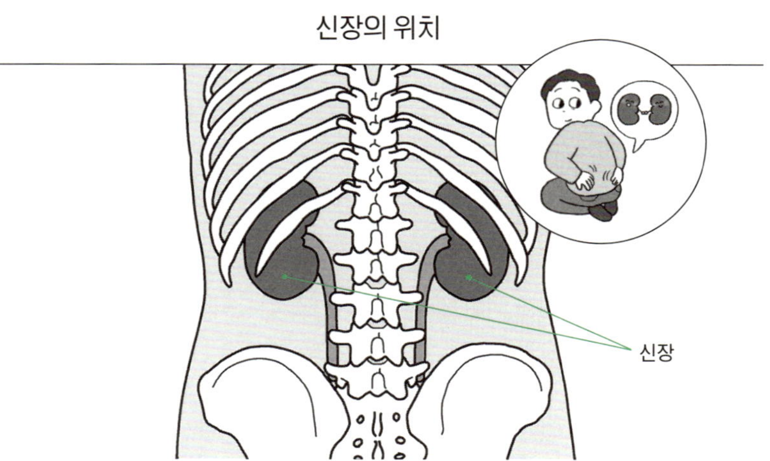

신장은 몸의 등 쪽에 있다. 콩처럼 생긴 모양에 한주먹 크기이며, 척추를 중심으로 두 개가 좌우 대칭으로 있다. 굵은 혈관인 '신동맥'이 연결되어 있으며, 노폐물이 섞인 대량의 혈액이 흘러 들어온다.

인 기능들을 조절하는 핵심 장기이기 때문이다.

신장은 등 쪽 허리 윗부분에 척추를 사이에 두고 양쪽에 하나씩 자리하고 있다. 신장 한 개의 무게는 약 150그램으로 주먹 크기에 불과하지만, 심장에서 나온 혈액의 약 4분의 1이 흘러 들어온다. 이렇게만 들으면 쉽게 가늠이 되지 않을 수 있다. 하지만 체중의 200분의 1도 되지 않는 신장에 1분 동안 약 1리터의 혈액이 흐른다고 하면, 작은 크기에도 불구하고 얼마나 많은 혈액을 처리하는 장기인지 알 수 있다. 이처럼 대량의 혈액이 유입되는 것은 그만큼 신장이 매우 중요한 역할을 하기 때문이다. 신장의 주요 역할은 다음과 같다.

1. 혈액 속 노폐물을 소변으로 배출한다

혈액에서 걸러 낸 노폐물을 소변으로 만들어 몸 밖으로 배출한다. 이와 동시에 몸에 필요한 중요한 물질은 다시 흡수해 혈액으로 되돌린다.

2. 체내 수분량과 농도를 조절한다

체내 수분 균형을 일정하게 유지하기 위해 소변량을 조절한다. 수분이 부족할 때는 소변을 줄이고, 많을 때는 소변량을 늘려서 과잉 수분을 배출한다. 또 나트륨, 염소, 칼륨, 칼슘 같은 전해질의 농도도 함께 조절한다.

3. 혈압을 조절한다

과잉 나트륨을 배출해 혈압 조절을 돕는다. 또한 혈압 조절에 관여하는 효소를 분비해 혈압을 정상으로 유지한다.

4. 혈액을 약알칼리성으로 유지한다

건강한 상태를 유지하려면 혈액은 약알칼리성을 유지해야 한다. 신장은 혈액이 지나치게 알칼리성이나 산성으로 치우치지 않도록 균형을 잡아 준다.

5. 비타민D를 활성화한다

음식으로 섭취한 비타민D는 그대로 사용할 수 없기에, 신장이 비타민D를 몸에서 사용할 수 있는 활성형 비타민D로 바꿔 준다. 신장 기능이 저하하여 활성형 비타민D를 만들지 못할 경우, 칼슘 흡수가 어려워져 골다공증 위험이 커진다.

6. 적혈구 수를 조절한다

적혈구를 만드는 데 필요한 효소를 분비한다. 신장 기능이 떨어지면 빈혈이 되거나 혈액의 점도가 높아진다.

이와 같은 신장의 기능 덕분에 우리가 살아가는 데 필수 불가결인 '항상성Homeostasis'*이 유지된다. 어려운 말 같지만, 쉽게 말해 환경이 어떻게 변하더라도 몸속 상태를 일정하게 유지하도록 돕는 구조라는 의미이다. 우리의 생활환경은 일정하지 않다. 비가 오고, 덥고, 춥고, 습하고, 건조해지는 등 끊임없이 변한다. 이런 변화에 흔들리지 않고, 몸 내부가 일정하게 유지되어야 우리는 생명을 유지할 수 있다. 예를 들어 더위나 추위에 의해 체온이 심하게 변하면 신체 기능이 정지될 수 있다. 이 항상성을 유지하는 데 있어 특히 중요한 역할을 하는 장기가 바로 신장이다. 구체적으로 말하면, 신장은 물을 한꺼번에 많이 마셨을 때는 소변의 양을 늘리고, 반대로 충분히 마시지 못하는 상황에서는 소변

* 개체 혹은 세포의 상태를 일정하게 유지하려는 성질을 의미한다.

의 양을 줄이는 등 체내 수분량을 세밀하게 조절한다. 또한 혈관, 세포, 신경, 근육 등의 기능 조절에 필수적인 체액 속 전해질(나트륨 이온, 칼륨이온 등)에도 항상 주의를 기울인다. 몸에 불필요한 양은 소변으로 배출하고 필요한 양은 다시 몸속으로 되돌린다. 이러한 작용을 통해 체액은 항상 '적당한 양'과 '적당한 농도'로 유지된다.

만약 신장이 없다면 몸속은 노폐물로 가득 차게 될 뿐 아니라, 항상성 자체를 유지할 수 없게 되어 뇌와 심장을 비롯한 전신의 장기들이 본래의 기능을 수행하지 못하게 된다. 이것이 바로 '신장이 수명을 결정한다'라고 말하는 이유이다.

또한 신장은 매우 복잡한 구조로 되어 있다. 다음의 그림을 참고하여 차례대로 하나씩 살펴보자.

심장에서 나온 혈액은 모세혈관의 덩어리인 '사구체'를 지나면서 우리 몸에 필요한 적혈구나 단백질은 남기고, 불필요한 노폐물 등은 걸러낸다. 이때 노폐물 등을 포함한 수분, 즉 원뇨原尿*를 받아들이는 곳이 '보먼주머니'이다. 원뇨에는 수분을 포함해 몸에 꼭 필요한 물질도 다량으로 들어 있다. 이러한 물질을 다시 흡수하는 역할을 맡고 있는 것이 바로 '세뇨관'이다.

이처럼 신장은 혈액의 여과와 재흡수를 24시간, 365일 쉬지

---

* glomerular filtrate. 사구체여과액, 사구체거른액 또는 토리거른액이라고도 한다. 다만, 본 책에서는 원문 병기에 따라 '원뇨'라고 통일하여 표기하였다. -편집자 주

몸속 쓰레기를 분류하는 '신장'의 단면

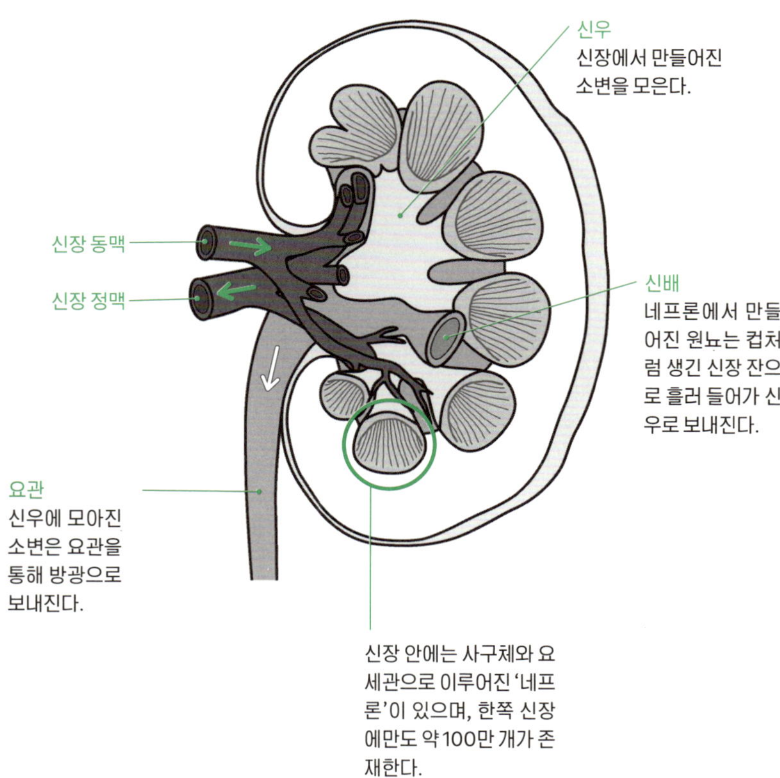

신동맥을 통해 노폐물로 오염된 혈액이 신장으로 들어오고, 여과되어 깨끗해진 혈액은 신정맥을 통해 다시 온몸을 순환한다.

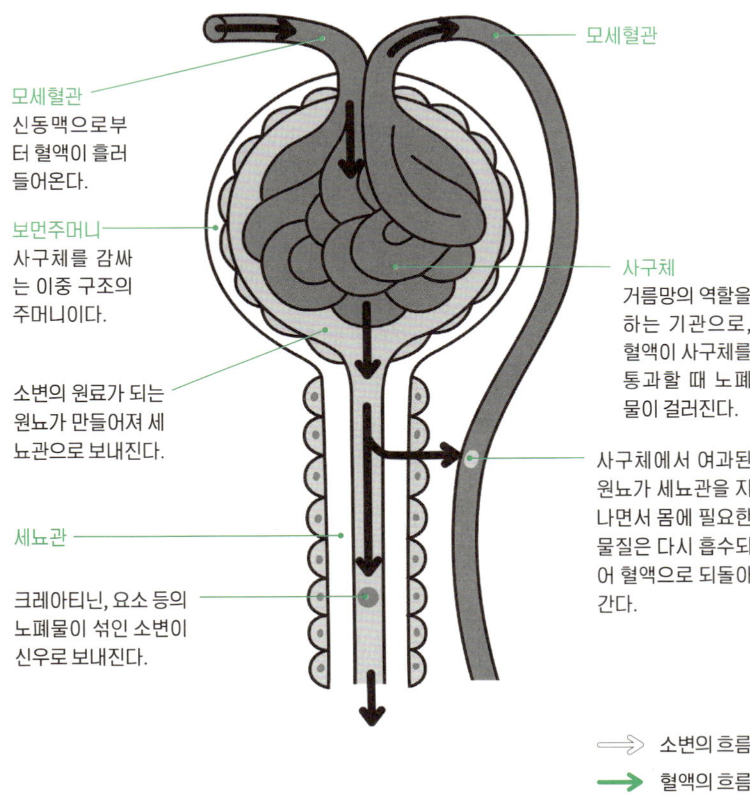

네프론은 몇 가닥의 모세혈관이 실타래처럼 둥글게 뭉쳐 이루어진 여과 장치 '사구체'와 이어진 관인 '세뇨관'으로 이루어져 있다.

않고 수행하기 때문에, 혈액 속에 당이 많거나 혈압이 높은 상태가 지속되면 사구체와 세뇨관은 손상을 입게 된다.

하지만 신장은 '침묵의 장기'라고 불릴 만큼, 손상을 입어도 증상이 거의 나타나지 않는다. 통증이라는 형태로 이상異狀을 알리는 장과 달리, 신장은 직접적인 신호를 거의 내지 않기 때문이다. 이 때문에 나도 모르는 사이에 서서히 신장 기능이 떨어질 가능성이 매우 높다. 지금 당신의 신장이 어떤 상태인지 알려면, 다음과 같은 신호를 확인해 보면 좋다.

신장 건강 5가지 체크포인트

1. 갑자기 소변량이 줄었다

세뇨관에 심한 염증이 생기는 '급성신장손상^{급성신부전}'의 가능성이 있다. 급성신장손상은 약물로 인해 발생하는 경우가 많지만, 영양제나 식품으로 인해 염증이 생기는 경우도 있다. 소변량을 가늠하는 기준으로는 화장실에 가는 횟수가 있다. 일반적으로 정상이라면 하루 5~7회 정도라고 알려져 있으며, 2회 이하라면 소변량이 적다고 볼 수 있다. 단, 빈뇨는 방광에 문제가 있을 때도 발생할 수 있으므로, 화장실 가는 횟수만으로 단정하기는 어렵다. 소변량 감소와 함께 극심한 피로감, 심한 부종, 식욕 부진이 나타난다면 즉시 신장내과 또는 내과 진료를 받아야 한다.

2. 소변이 마려워 밤잠에서 깬다

아이와 어른은 소변 배출 방식이 다르다. 영아기 때는 소변을 조절할 수 없어 기저귀를 착용하고, 유아기에는 이따금 야뇨를 누기도 하지만 성장과 함께 점차 사라진다. 성인이 되면 낮 동안 몇 차례 화장실에 가더라도, 밤에는 거의 가지 않게 되는 것이 보통이다. 신장이 야간 배뇨 횟수를 줄이고 소변을 농축하는 기능을 갖추기 때문이다. 그런데도 밤중에 요의를 느껴 여러 번 잠에서 깨는 경우는 신장 기능이 저하되어 소변을 농축하는 힘이 약해진 탓이다.

3. 다리에 쥐가 자주 난다

잠을 자는 도중 갑자기 다리가 찌릿찌릿하게 아프며 쥐가 난 경험이 있는가? 이는 '근육 경련'이라고도 불리는데, 자주 발생할 경우 신장 기능에 이상이 생겨 체액의 균형이 무너졌을 가능성이 있다.

4. 두통이나 목 결림이 잦다

혈압이 높을 때는 혈관이 강하게 수축해 혈류 장애가 발생한다. 그로 인해 두통이나 목 결림이 쉽게 나타난다. 또한 혈압이 높은 상태가 지속되면 전신의 혈관은 높은 압력을 계속 받게 되고, 그 결과 혈관 내부가 딱딱하고 약해지는 '동맥경화'가 발생한다. 모세혈관이 촘촘히 모여 있고 많은 혈액이 흘러드는 신장은 그 영향을 크게 받을 수밖에 없다. 혈압이 높고 두통이나 목 결림이 계속된다면 각별한 주의가 필요하다.

5. 식후에 강한 졸음이 몰려온다

식사를 통해 섭취한 탄수화물(당)은 소화와 흡수를 거치며 포도당으로 바뀌어 혈액 속으로 들어간다. 이것이 '혈당'이며, 그 양을 나타낸 것이 '혈당 수치'이다. 식사 전과 후로 혈당 수치가 달라지는데, 식사 후에는 음식이 소화 및 흡수되면서 혈액으로 당이 들어와 혈당 수치가 상승한다.

한편, 음식의 종류에 따라 혈당 수치가 급격하게 오르내리기도 하는데, 이러한 상태를 '혈당 스파이크'라고 한다. 특히 혈당 수치가 급격히 떨어질 때는 강한 졸음에 휩싸이거나 몸을 움직이기 힘들 정도의 심한 나른함을 느끼기도 한다. 이 같은 혈당 스파이크가 반복되면 혈관은 큰 손상을 입게 되고, 신장에도 악영향을 끼친다. 따라서 식후에 자주 강한 졸음이 온다면 신장이 손상되는 신호일 수도 있다.

이 다섯 가지 증상 가운데에서도 '갑자기 소변량이 줄어드는' 경우는 조속한 치료가 필요한 사례이므로, 방치하지 말고 즉시 병원을 방문해야 한다. 나머지 네 가지 증상은 앞으로 생활 습관을 개선함으로써 충분히 대처할 수 있으니, 이 책에서 소개하는 신장 관리법을 참고해 실천해 보길 바란다.

신장은 당신의 생각보다 약하지 않다

여기까지 읽고 나면, 신장에 대해 불안을 안고 있는 사람 가운데에는 '역시 이미 늦은 것이 아닐까'라고 생각하는 사람도 있을지 모른다. 그러나 그런 사람에게 꼭 전하고 싶은 말은 너무 걱정하지 않아도 된다는 사실이다.

20~30대의 신장 기능을 100프로로 보았을 때, 기능이 10프로만 남아 있어도 일상생활을 하는 데에는 충분하다. 놀랍지 않은가? 사실 신장은 우리의 생각보다 매우 튼튼한 장기다. 예를 들어 '생체 신장이식'이라 하여, 두 개 있는 신장 가운데 하나를 가족에게 이식 받는 치료법이 있다. 신장을 기증한 사람donor은 신장이 하나만 남게 되지만, 그 이후에도 기능은 거의 정상적으로 유지되어 건강한 생활을 할 수 있다. 이처럼 신장은 생명을 유지하는 데 중요한 역할을 하고 있으며, 다른 장기보다도 잠재 능력이 높은 장기이다.

　나이가 들면서 신장 기능은 점차 저하되기는 하지만, 본래 기능적 여유가 충분한 장기이기 때문에 특별한 식이 제한이나 약물 치료, 투석 치료를 하지 않아도 평생 기능을 유지하는 것이 가능하다. 설령 고령이 되어 건강검진에서 신장 기능을 나타내는 수치가 다소 나빠져 있더라도, 신장 본연의 힘을 믿고 식생활이나 생활 습관을 꾸준히 관리해 나간다면 이미 늦었다고 걱정할 필요는 없다.

　다만, 당뇨병이나 고혈압, 편중된 식습관 등으로 신장이 손상되면 젊은 나이라 하더라도 신장 기능은 떨어질 수 있다. 내가 진료하는 환자들 가운데에는 아직 40대 초반임에도 불구하고 당뇨병 치료를 소홀히 한 결과, 신장이 회복할 수 없을 정도로 손상되어 뒤늦게 후회하는 사람도 적지 않다. 이 밖에도 감염증이나 약물 등으로 인해 신장 기능이 급격히 저하되는 경우도 있다.

　신장은 튼튼하고, 좀처럼 증상을 드러내지 않는 장기이기 때문에 평소에도 작은 신체 변화에 주의를 기울일 필요가 있다. 조금이라도 이상을 느낀다면, 주치의 등 의료진과 상담하도록 하자.

신장이 처리하는 노폐물의 정체

인간의 몸을 이루는 세포의 수는 약 37조 개라고 알려져 있다. 각각의 세포는 혈액을 통해 운반된 영양과 산소를 받아들이고, 노폐물과 이산화탄소를 다시 혈액으로 되돌려 보낸다. 신장이 걸러 내고 있는 주요 노폐물은 다음과 같다.

- 요소: 단백질이 분해된 뒤 생성되는 노폐물.
- 크레아티닌: 근육을 움직이기 위한 에너지원이 연소되고 남은 노폐물.
- 요산: 세포 안에 들어 있는 유전자의 구성 성분인 퓨린체가 간에서 분해될 때 생기는 노폐물.

요산은 혈액 속에서 과도하게 증가하면 결정 형태로 변해 관절에 축적된다. 그 결과 관절이나 그 주변에 염증이 생기며 붓

게 되고, 극심한 통증이 나타난다. 이것이 '바람만 스쳐도 아프다'
라는 말에서 유래한 '통풍'이다. 혈액검사 항목에서는 요산 수치
가 높게 나타난다. 요산 수치에 이상이 보이면 간을 비롯한 내장
류, 어란*, 맥주 등 퓨린체가 많이 함유된 식품을 삼가야 한다. 간
혹 약으로 통증이 가라앉았다고 안심한 나머지, 퓨린체가 많이
들어 있는 맥주를 마시는 등 통풍을 대수롭지 않게 여기는 경우
도 흔하다. 그러나 통풍의 진정한 무서움은 통증이 아니라 신장
에 큰 손상을 준다는 점에 있다. 통풍, 즉 요산 수치가 비정상적으
로 높은 상태가 지속되면 요산 결정이 신장에 축적되고 염증이
발생해 신장 기능이 저하된다. 이 상태를 '통풍신痛風腎, 통풍성 신병증'
이라고 한다. 통풍의 증상은 주로 엄지발가락 뿌리 부분에 나타
나지만, 신장 손상을 포함해 몸의 여러 부위 손상을 일으킬 수 있
다. 이를 '장기간 상호작용'이라고 하며, 이에 대해서는 다음 항목
에서 자세히 설명하겠다.

신장은 세포가 배출한 노폐물 외에도 장내 세균이 만들어낸
독소나 혈당을 낮춰 당뇨병 치료에 사용되는 인슐린 제제 등의
성분도 처리하고 있다. 이러한 노폐물과 독소, 약물 성분이 지나
치게 늘어나면 신장의 처리 능력이 따라가지 못해 혈액 속에 축
적된다. 이에 따라 발생하는 것이 '요독증'이다. 요독증이 생기면
전신이 붓고 피부가 검게 변한다. 또한 뼈가 약해지고 시력이 저

---

* 물고기 알을 가공한 식품으로, 소금을 쳐서 절이거나 말린 것을 말한다.

하되며, 사고력도 떨어진다. 이처럼 신장이 처리하지 못한 독소
가 온몸을 돌면서 전신의 기능이 저하되는 것이다.

요소

단백질은 긴 사슬 모양을 하고 있다. 체내에 들어오면 그 사슬이 가위 역할을 하는 소화 효소에 의해 잘려 '아미노산'으로 분해된다. 이 분해 과정에서 생기는 노폐물이 바로 요소이다.

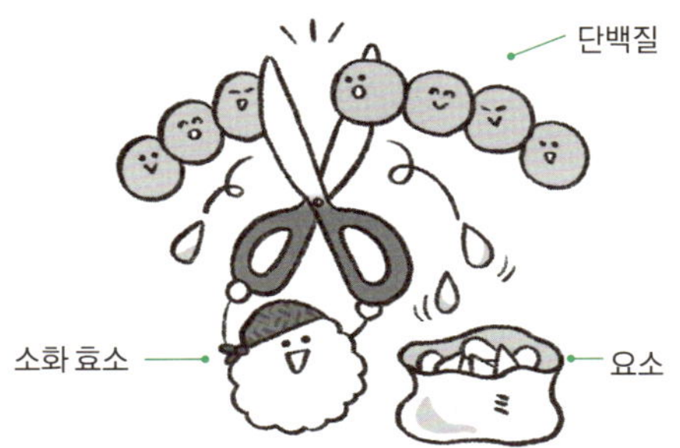

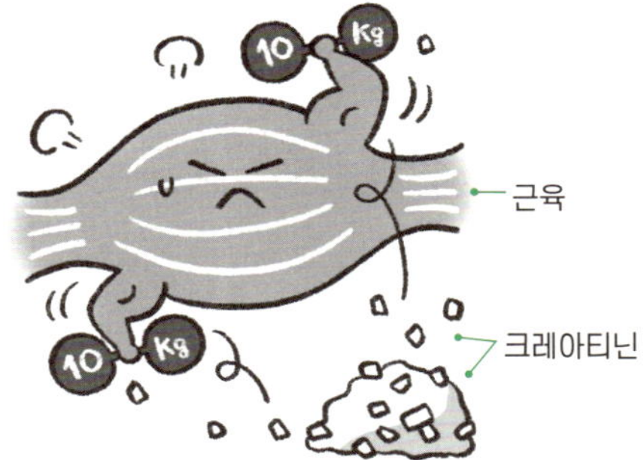

크레아티닌

'크레아틴 인산'은 근육을 움직이게 하는 에너지원이 되는데, 근육이 이를 소비하고 나면 노폐물이 생성된다. 이것이 바로 크레아티닌이다.

요산

퓨린체는 세포 핵산(DNA와 RNA)의 주성분이다. 신진대사 과정에서 오래된 세포가 분해되면 핵산 안에서 퓨린체가 방출된다. 이 퓨린체가 간에서 분해될 때 요산이 생성된다.

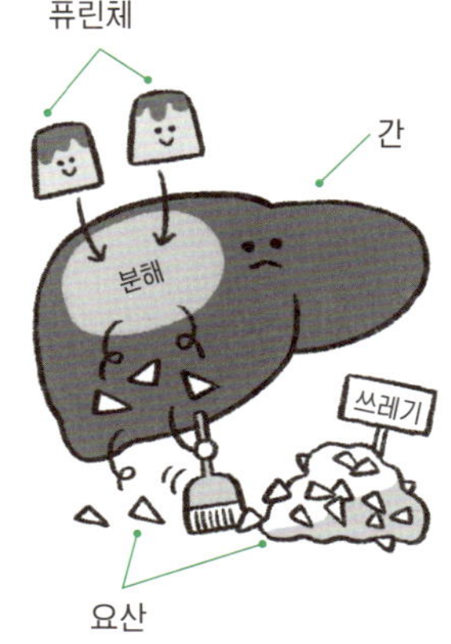

신장 기능 저하가
다른 장기에 미치는 영향

"신장을 어떤 것에 비유하시겠습니까?"라는 질문을 받는다면, 나는 무대감독이라고 답할 것이다. 관객이 무대 위에서 보게되는 것은 연기를 하는 배우이지만, 배우들이 좋은 연기를 할 수 있도록 현장 전체를 파악해 지원하고, 무대를 관리 및 운영하는 것은 감독이다. 이와 마찬가지로 신장은 다른 장기들의 기능을 뒤에서 받쳐 주는 필수 불가결인 존재이다.

무대는 감독이나 배우뿐 아니라, 미술·조명·의상 담당 등 다양한 스태프가 팀을 이루어 함께 작품을 만들어 간다. 우리 몸도 마찬가지다. 신장은 혈액을 여과하고, 심장은 혈액을 내보내는 식으로 각 장기의 역할이 분리된 것이 아니라 상호작용하며 연계해 작동한다. 이를 '장기간 상호작용^{장기 연관}'이라고 한다. 장기간 상호작용으로 잘 알려진 예가 장과 뇌의 관계인 '장-뇌 축^{Gut-Brain} ^{Axis}'이다. TV 프로그램 등에서도 특집으로 다뤄져 들어 본 적이

있을 것이다. 장은 많은 신경세포가 존재하기 때문에 '제2의 뇌'
라고 불리며 장의 이상은 뇌에, 뇌가 받은 스트레스는 장에 반영
된다.

　의료 현장에서는 심장과 신장의 관계인 '심신증후근'이 일
찍이 주목받아 왔다. 신장 기능이 저하된 환자에서 심부전 치료
가 잘되지 않거나, 만성심부전 환자에게 만성신장질환이 함께
나타나는 사례가 많았기 때문이다. 신장과 심장은 어느 한쪽이
나빠지면 그에 따라 다른 쪽도 나빠지는 관계에 있는 것이다. 이
장기간 상호작용의 핵심이라 할 수 있는 것이 바로 신장이다. 신
장은 온몸을 순환하는 혈액 속 노폐물을 제거하고 체액의 균형을
유지하며, 심장은 물론 뇌와 장 등 많은 기관 및 장기와 관계성을
지니고 있기 때문이다.

　심장에서 온몸을 돌고 신장으로 보내진 혈액은 사구체에
서 여과되며, 이 과정에서 걸러진 노폐물과 수분이 합쳐져 원뇨
가 된다. 하루에 만들어지는 원뇨는 약 150리터에 달하지만, 그
중 99프로는 세뇨관에서 흡수되어 다시 혈액으로 되돌아간다.
원뇨에는 요소나 크레아티닌 같은 노폐물뿐 아니라, 아미노산과
포도당, 전해질과 같은 유용한 성분도 다량 포함되어 있다. 이러
한 유용한 성분들은 수분과 함께 세뇨관에서 재흡수된다. 또한
세포가 정상적으로 기능하기 위해서는 체액이 '약알칼리성'으로
유지될 필요가 있다. 산성 쪽으로 기울어지려 할 때에는 신장이

세뇨관에서 전해질의 재흡수량을 조절해 다시 약알칼리성이 되도록 조절한다.

이처럼 신장은 체액의 균형을 유지하기 위해 쉬지 않고 작동하며, 전신의 세포가 활동하기에 최적의 상태를 유지하도록 한다. 뇌나 심장, 장만큼 주목받는 경우는 적지만, 신장은 사실상 매우 종합적인 역할을 수행하는 장기이다.

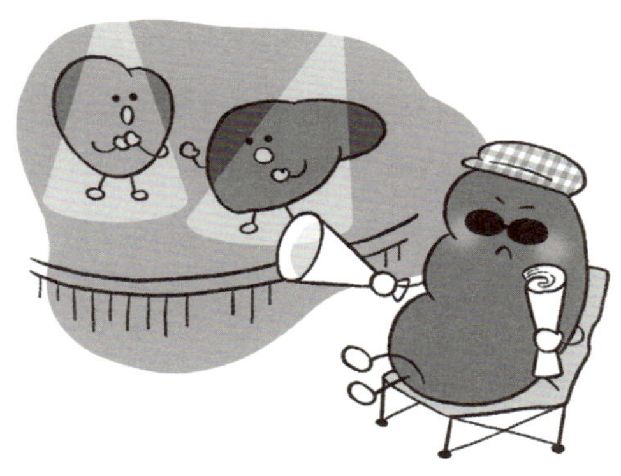

신장은 체내의 노폐물을 처리하여 다른 장기들이 제 기능을 최대한 발휘할 수 있도록 날마다 힘쓰고 있다.

신장이 무너지면 온몸이 무너진다

지금으로부터 약 20년 전, '메타볼릭 도미노'라는 개념이 등장했다. 과음, 과식, 운동 부족과 같은 생활 습관의 흐트러짐을 시작으로, 내장 주위에 지방이 과도하게 쌓이는 '내장지방형 비만' 상태가 되면 식후 고혈당, 고혈압, 이상지질혈증이 발생하기 쉬워진다. 실제로 이러한 상태에 이르면, 마치 도미노가 쓰러지듯이 간, 심장을 비롯한 여러 장기의 기능이 연달아 저하되고, 결국에는 심부전이나 뇌졸중으로 사망에 이를 가능성도 생긴다. 이것이 바로 메타볼릭 도미노이다.

물론 신장병도 예외는 아니다. 메타볼릭 신드롬^{대사증후군}이 지방간이나 당뇨병으로 이어지고, 그것이 다시 만성신장질환으로 연결된다. 실제로 내장지방형 비만인 사람은 그렇지 않은 사람에 비해, 나이가 들수록 만성신장질환의 발병 위험이 더 크다는 연구 결과가 미국 신장학회 학술지에 발표되었다.

이처럼 하나의 질병이 원인이 되어 연쇄적으로 여러 질병이 발생하는 이유는, 장기와 장기가 서로 연계되어 작동하는 장기 간 상호작용이 구축되어 있기 때문이다.

일본에서는 허리둘레(배꼽 높이의 복부 둘레)가 남성 85센티미터, 여성 90센티미터 이상이고, 혈당·혈압·지질 중 두 가지 이상이 기준치에서 벗어날 경우 메타볼릭 신드롬으로 진단한다. 이러한 조건에 해당한다면, 생활 습관을 개선하여 연쇄적으로 나타나는 심부전, 뇌졸중, 치매, 그리고 만성신장질환을 예방해야 한다.

다음 장부터는 생활 습관을 개선해 신장 기능을 지키는 방법을 구체적으로 소개해 나갈 것이다. 부디 신장 건강 관리에 적극 활용해 보길 바란다.

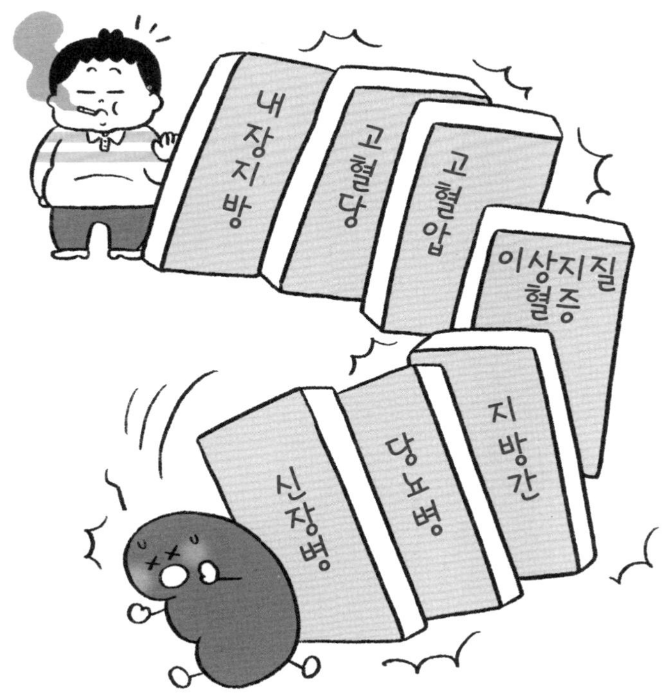

메타볼릭 도미노란, 좋지 않은 생활 습관으로 인해 비만이 되면 고혈당·고혈압·이상지질혈증 등의 메타볼릭 신드롬이 발생하고, 그 이후 도미노가 쓰러지듯 동맥경화나 당뇨병 등의 질환이 연이어 발생해, 최종적으로는 신장병이나 뇌졸중, 심부전과 같은 심각한 질환에 이르는 과정을 뜻한다.

제2장

신장 건강을 지키는 기초 지식

몸에 좋을 거라고 생각했던 행동이
오히려 당신의 신장을 지치게 하고 있을지도 모른다.
신장을 해치는 잘못된 행동을 알아두는 것이
신장 유지 관리의 첫걸음이다.

늘어나는 신장병, 현대 사회의 숨은 함정

불과 몇 십 년 전까지만 해도 신장이 몸 어디에 있는지조차 모르는 사람이 많았다. TV 프로그램에서 화려하게 다뤄지던 뇌나 장에 비하면, 신장은 눈에 띄지 않는 존재였다. 그러나 상황은 완전히 달라져 이제 신장은 주목의 대상이 되었다. 그 이유는 안타깝게도 1장에서 소개한 신장의 놀라운 기능 때문이 아니다. 만성신장질환 환자가 늘고 있기 때문이다. 최근 문제를 직시한 일본 후생노동성*이 광범위한 인식 개선 활동을 펼치면서 '일본인 약 8명 중 1명이 만성신장질환'이라는 사실이 널리 알려지게 되었다. 신장병 환자가 늘고 있는 것은 일본만의 문제가 아니다. 추정치이지만, 2018년 국제 신장학회는 환자 수가 전 세계적으로 8억 5천만 명에 이른다고 발표했다. 이 수치는 당뇨병의 2배, 암의 20배 이상에 해당한다. 당뇨병이나 암보다 신장병 환자가 더 많

---

*일본의 행정조직으로 대한민국의 보건복지부, 고용노동부에 해당한다. -편집자 주

다니, 다소 의외라고 느껴질 수도 있다.

해외 언론에서는 신장병을 '숨은 유행병'이라고 보도하기도 했다. 물론 신장병은 다른 사람에게 전염되지는 않지만, 환자수가 폭발적으로 증가하는 양상이 마치 감염병과 닮았기 때문이다. 또한 제1장에서 설명했듯이 신장은 손상을 입어도 아프다거나 속이 메스꺼운 신체 증상이 거의 나타나지 않는, 매우 인내심강한 '침묵의 장기'다. 그래서 기능이 저하되어도 알아차리지 못하는 경우도 드물지 않다. 이로 인해 '조용한 병 Silent Disease'이라고 불리기도 한다.

더욱이 만성신장질환 환자는 심장질환이나 뇌혈관질환으로 사망하는 경우가 매우 많다. 다시 말해, 사망 원인은 심장질환이나 뇌혈관질환이라 하더라도, 실제 원인은 만성신장질환의 악화였을 가능성이 있다는 뜻이다. 심부전 환자의 71.2%가 만성신장질환을 동반하고 있다는 조사 결과도 보고되어 있다. 이렇게보면, 국제 신장학회가 발표한 수치보다도 실제 환자 수는 더 많을 가능성이 있다.

다음의 그래프에서도 알 수 있듯이, 최근 일본에서 신부전은 사망 원인의 1.9%에 불과하다. 그러나 심장질환이나 뇌혈관질환의 그늘에 신장병이 가려져 있을 가능성을 생각하면, 신장병이 원인이 되어 사망한 사람의 비율은 통계 수치보다 더 높을수도 있다.

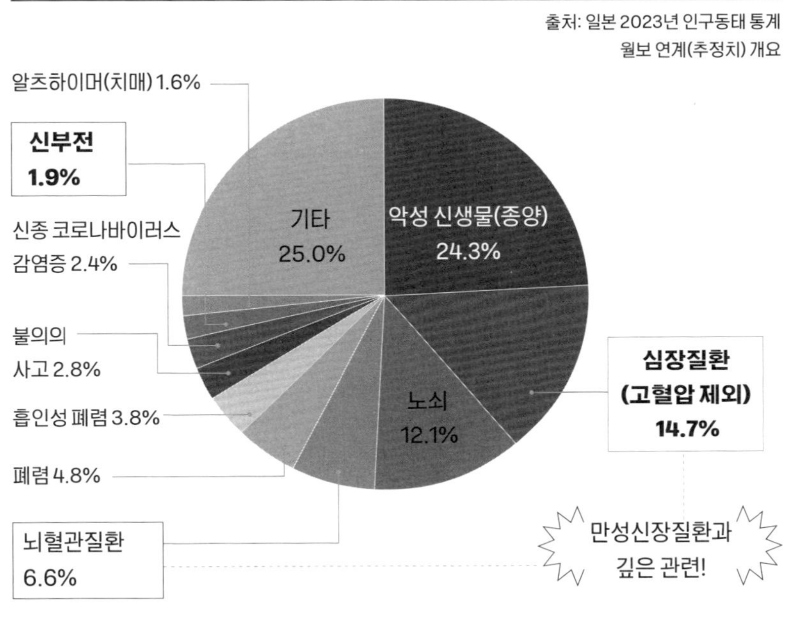

그렇다면 신장병 환자 수는 왜 이렇게까지 늘어난 걸까. 사회는 계속해서 편리해지고 의학도 발전했는데 왜 이런 일이 벌어졌는지 의아할 것이다. 하지만 바로 그 '편리한 사회' 속에 함정이 숨어 있다. 우리 주위에는 24시간 영업하는 편의점이 곳곳에 있다. 그리고 장기간 보관이 가능한 컵라면, 소시지, 과자와 빵 같은 가공식품이 진열대에 가득하다. 이미 가공이 끝나 있어 조리할 필요가 없으니, 무심코 손이 가는 경우가 많다. 하지만 가공식품에는 보존성을 높이거나 색·향·맛을 조절하기 위해 식품첨가물이 들어 있다.

대표적인 식품첨가물로 '무기인'이 있다. 무기인은 인산이수소나트륨, 인산이수소칼슘, 인산이수소암모늄, 피로인산칼륨, 인산이수소칼륨 등 20종류 이상이 있으며, 사용 목적도 물과 기름을 섞거나 과자를 부풀려 부드러움과 탄력을 주는 등 매우 다양하다. 그렇다 보니 자신도 모르는 사이에 무기인을 대량으로 섭취하게 되는 경우가 적지 않다. 무기인이 신장에 미치는 악영향은 매우 크며, 이에 대해서는 뒤쪽에서 자세히 설명한다.

또한 음식을 언제 어디서나 쉽게 구할 수 있는 환경에서는 배가 고프지 않아도 무심코 음식에 손이 가고, 신제품이라는 이유로 먹게 되면서 과식하기 쉽다. 이런 일이 반복되면 의식하지 못한 사이에 당질·지질·염분 섭취량이 과도해지고, 혈압과 혈당이 높아지거나 복부에 지방이 쌓이게 된다. 1장에서 설명했듯이, 비만(내장지방형 비만)에 고혈압, 고혈당, 이상지질혈증이 더해지면 메타볼릭 도미노가 일어나 신장병 위험이 커진다.

사회가 편리해지고 의학이 발전하면서 일본에서는 고령화가 진행되었다. 나이가 들수록 신장 기능이 서서히 저하되는 것은 자연스러운 현상이지만, 메타볼릭 도미노는 그 속도를 급격히 빠르게 한다.

만성 투석 환자 수(1968-2022) 추이

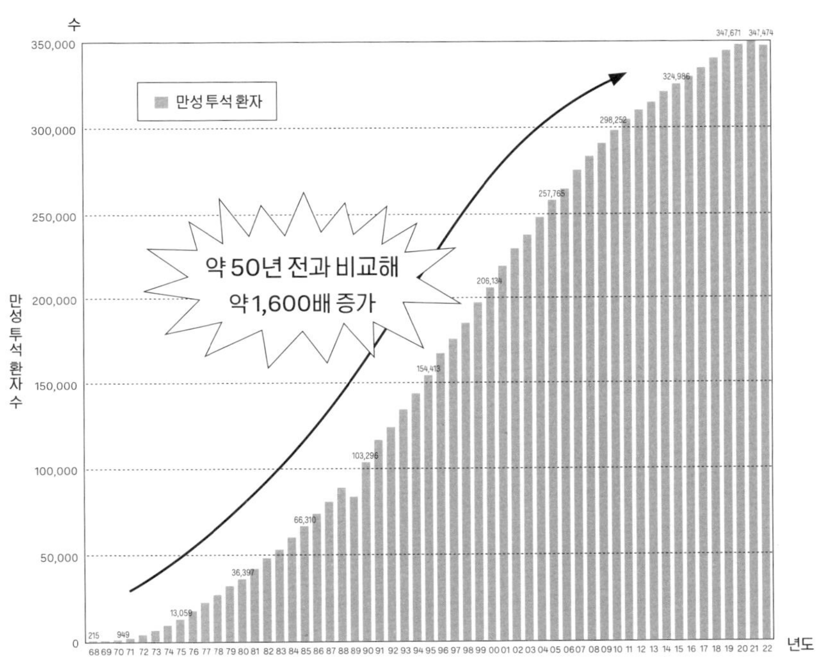

출처: 일본 투석의학회 「우리나라의 만성 투석요법 현황(2022년 12월 31일 기준)」을 바탕으로 작성

신장이 스스로 체내 노폐물을 배출할 수 없게 되면, 의료기기로 노폐물을 제거하는 '인공투석'이 필요해진다. 그 환자 수는 계속 증가하고 있다(위 그래프 참조). 다만 부디 너무 걱정하지는 말기 바란다. 만성신장질환이 곧 인공투석을 의미하는 것은 아니다. 인공투석은 어디까지나 병이 상당히 악화되면 시행되며,

만성신장질환 환자 중에서도 약 2.2% 정도에 불과하다.

내 신장이 제 기능을 다할 수 있도록 부담을 덜어 주고, 앞으로의 긴 인생을 건강하고 즐겁게 보내기 위해 신장 기능 저하의 속도를 늦춰 보자.

나이가 들수록 왜 짠맛을 찾게 될까

"소금을 너무 많이 섭취하면 혈압이 오른다."

독자 여러분도 아마 귀에 못이 박히게 들어본 말일 것이다. 신장은 혈관의 집합체이기 때문에 고혈압이 되면 큰 부담을 받는 다. 그래서 혈압이 오르지 않도록 하는 것이 중요하다. 그렇다면 소금은 왜 혈압을 높이는 것일까. 이에 대해 명확히 설명할 수 있 는 사람은 많지 않다. 이 장에서는 이 소금과 혈압의 관계를 짚어 본다.

우리 몸 안의 수분, 즉 체액에는 미네랄 등 다양한 물질이 녹 아 있다. 이 물질의 농도가 일정하게 유지되어야 전신의 세포가 제대로 기능할 수 있다. 이 점은 1장에서도 설명했다. 체액에는 소금도 녹아 있다. 따라서 음식이나 음료로 섭취한 소금은 체내에 흡수되어 체액으로 들어온다. 이 양이 많아지면 당연히 체액의 염분 농도가 올라간다. 그러면 몸은 위험하다고 판단해 갈증을 느끼게 하여 물을 마시게 하거나, 체내에 수분을 저장하는 방식으로 염분 농도를 원래 상태로 되돌리려 한다. 다시 말해, 소금을 많이 섭취할수록 체액의 양은 늘어난다.

짜게 먹고 몸이 부은 경험은 누구나 한 번쯤 있을 것이다. 섭취한 염분만큼 체액이 늘어나 피부 아래에 고여 있는 상태가 바로 부종이다. 체액이 늘어난다는 것은 체액의 일종인 혈액의 양도 늘어난다는 의미이다. 그 결과 전신에서 심장으로 되돌아오는 혈액도 많아지고, 심장이 전신으로 내보내야 하는 혈액량도 증가한다. 이는 혈액을 온몸으로 보내는 펌프 역할을 하는 심장에 매우 큰 부담이다. 더 많은 혈액을 밀어내기 위해 강한 압력을 가해야 하므로, 결국 혈압이 높아질 수밖에 없다. 이런 과정으로 인해 소금을 과도하게 섭취하면 혈압이 상승하는 것이다.

본래 우리의 미각은 몸에 필요한 만큼의 소금으로도 만족하도록 설계되어 있다. 그러나 나이가 들수록 미각, 그중에서도 짠맛을 느끼는 기능이 저하된다. 짠맛을 느끼는 기능이 젊었을 때에 비해 12분의 1까지 떨어진다는 연구 결과도 있다. 즉, 본인도 모르는 사이에 소금 섭취량이 점점 늘어나게 되는 것이다. 평소 음식에 간장이나 소금을 많이 넣는 습관이 있다면 특히 주의해야 한다. 그 결과 고혈압으로 이어지기 쉽고, 고혈압은 다시 신장

에 부담을 준다. 나이가 들수록 미각이 서서히 둔해진다는 사실
을 인식하고, 의식적으로 염분을 줄이는 식사를 실천하는 것이
중요하다.

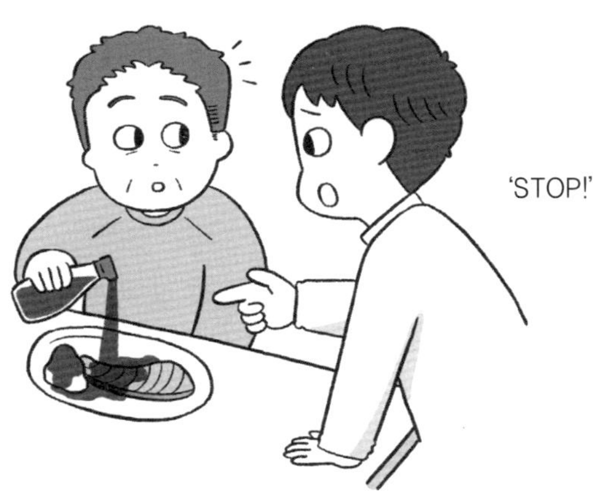

짠맛에 길들여진 식습관, 이제 그만! 식탁 위에 조미료를 올려두면 무심코 손이 가기 마
련이다. 식탁에 조미료를 두지 않는 것도 저염의 요령이다.

신장을 망치는 가장 쉬운 습관, 가공식품

냉장고 안에는 소시지, 부엌 선반에는 빵이나 과자 또는 컵라면 같은 간식 종류를 사서 쌓아 두는 사람이 많다. 오래 보관할 수 있고, 조리가 거의 필요 없기 때문이다. 그렇다 보니 무심코 이런 가공식품에 의존하기 쉽다. 특히 1인 가구의 경우에는 자기 몫만 따로 요리하는 것이 번거롭다 보니 그냥 컵라면으로 끼니를 때우고 싶은 생각도 들 것이다. 그런 마음은 충분히 이해되지만, 신장 기능을 생각하면 가공식품은 권하지 않는다. 그 이유는 가공식품에 다량 들어 있는 '인' 때문이다.

신장은 체액에 포함된 다양한 물질의 농도를 조절한다. 그 물질 중 하나가 바로 인이다. 인은 우리가 살아가는 데 필수적인 미네랄로, 체내에서 에너지를 사용할 때 중요한 역할을 한다. 또한 칼슘과 함께 뼈대를 만드는 데도 관여한다. 하지만 인을 과다 섭취하면 체내의 칼슘과 인의 균형이 무너져 뼈에서 혈액 속으로 칼슘이 빠져나온다. 그 결과 뼈의 칼슘양이 감소하는 골연화증 등의 위험이 커진다.

그뿐만이 아니다. 인과 칼슘, 혈액 속 단백질이 결합하면 혈관 안쪽을 손상시키고 염증을 일으키는 물질이 만들어져 동맥경화를 유발한다. 신장은 혈관의 집합체인 장기라고 해도 과언이 아니다. 그래서 동맥경화가 생기면 그 영향을 가장 직접적으로 받게 된다. 더 나아가 이 물질은 소변으로 배출되는 과정에서 세뇨관을 손상시킨다.

인은 크게 식품에 원래 들어 있는 '유기인'과, 식품첨가물로 사용되는 '무기인(인산염)' 두 종류가 있다. 유기인은 다양한 식품에 포함되어 있으며, 특히 단백질이 풍부한 고기, 생선, 달걀, 유제품, 콩류에 많이 들어 있다. 반면 무기인은 햄이나 베이컨, 어묵류, 가공 치즈, 인스턴트식품, 과자, 빵 등의 가공식품에 첨가물로 사용된다. 가공식품 섭취가 늘어날수록 무기인 섭취도 증가해 결국 과잉 섭취가 문제가 된다. 그리고 무기인은 장에서 훨씬 잘 흡수되어 혈중 인 농도를 높인다. 반면 유기인은 장에서 잘 흡수되지 않는다. 특히 식물성 식품에 들어 있는 인의 흡수율이 가장 낮다. 이처럼 같은 인이라도 식품에 따라 흡수 정도가 다르다.

그렇다고 인 섭취를 줄이기 위해 단백질이 포함된 식품을 과도하게 줄이면 영양 부족에 빠질 수 있다. 특히 고령자는 식사량이 줄기 쉬워 본인도 모르게 저영양 상태에 빠질 위험이 크기 때문에 주의가 필요하다. 따라서 흡수되기 쉬운 인부터 줄이는 것, 즉 무기인을 피하는 것을 먼저 신경 쓰는 것이 좋다.

뼈가 약해진다!

인 수치가 높아지면 뼈를 파괴하는 작용을 하는 '파골세포'를 활성화하는 부갑상샘 호르몬이 과도하게 분비된다. 그 결과 뼛속 칼슘이 혈액 속으로 녹아 나와 뼈가 약해진다. 또한 뼈 안에 있던 인도 함께 녹아 나오기 때문에 혈중 인 농도는 더욱 높아진다.

혈관이 단단하게 굳는다!

뼈에서 녹아 나온 칼슘과 인이 결합하면 작은 입자가 되는데, 이것이 혈관 벽에 들러붙는다. 그 결과 혈관이 단단하게 굳는다. 이 때문에 동맥경화가 발생하여 신장에 큰 부담을 주고 더 나아가 뇌졸중, 심근경색과 같은 중증 질환으로 이어질 위험도 있다.

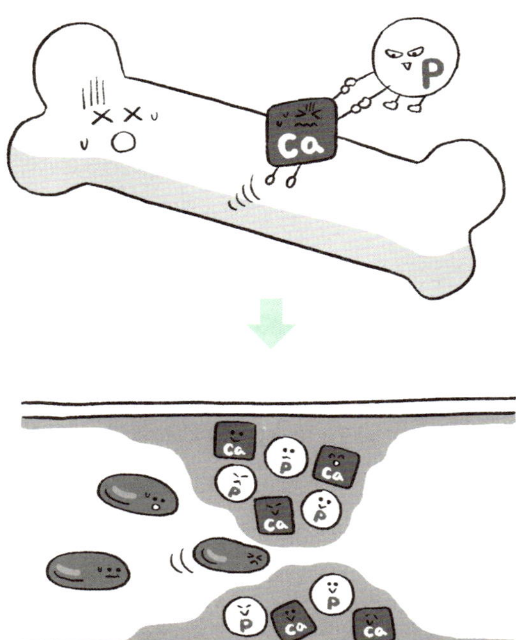

인 함유량이 높은 식품에 주의하기!

단백질이 많은 식품에는 인이 많이 포함되어 있다는 점이 문제다. 다만, 유기인은 체내에 들어오더라도 흡수되지 않고 배출되는 양이 많다. 그렇다고 인의 과다 섭취를 걱정해 단백질 섭취를 지나치게 줄이는 것은 바람직하지 않다.

인을 과하게 섭취하지 않으면서도 충분한 단백질을 섭취하는 요령은 동물성 식품보다 인 흡수율이 낮은 식물성 식품을 중심으로 먹고, 무기인이 많이 들어 있는 가공식품 섭취를 가능한 한 줄이는 것이다.

유기인이 많은 음식

동물성(고기, 어패류, 유제품),
식물성(콩류, 곡류)

흡수율:
동물성 식품
40~60%,

식물성 식품
20~40%

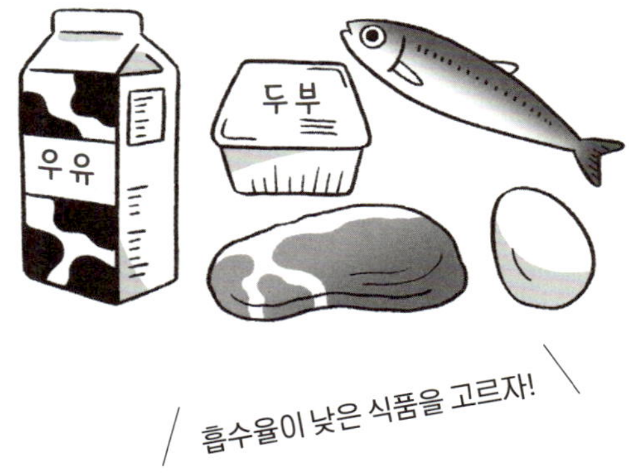

무기인이 많은 음식

햄 및 소시지 등 가공육,
어육 가공품, 인스턴트식품,
스낵류 등 정크푸드

흡수율:
90% 이상

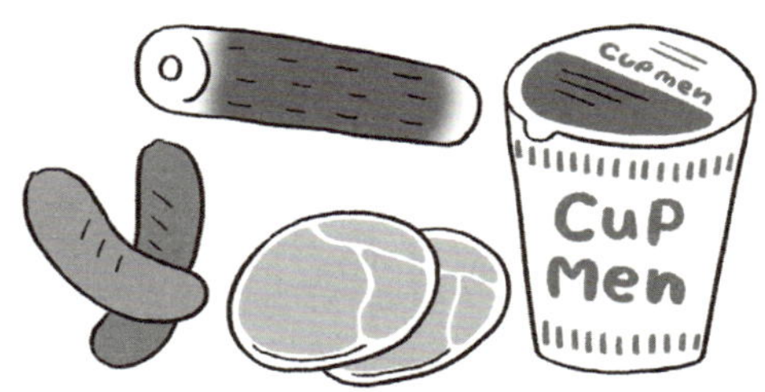

단백질, '어떻게 먹느냐'가 중요하다

신장 기능이 약해져 있을 때 단백질을 제한하는 것은 절반은 맞고, 절반은 틀린 이야기다. 정확한 기준은 신장 기능이 현저히 저하되면 단백질을 제한하고, 그렇지 않은 경우는 적절한 양을 섭취해 근육을 유지하는 것이다. 문제는 신장 기능이 그다지 떨어지지 않았는데도 신장 건강이 염려되어 단백질을 먹지 않는다는 고령 환자들이 있다는 사실이다. 이처럼 자기 방식으로 단백질을 제한하면, '근감소증Sarcopenia'이나 '노쇠frail'같은 또 다른 심각한 문제가 생기기 쉽다.

근감소증이나 노쇠는 다소 낯선 용어일 수도 있지만, 건강 수명을 늘리는 데 중요한 개념으로 주목받고 있어, 다양한 경로를 통해 한 번쯤 접해본 사람도 있을 것이다. 정리하자면, 근감소증은 주로 노화가 원인이 되어 근육량이 줄고 신체 기능이 저하된 상태를 말한다. 근감소증이 진행되면 건널목을 제시간에 다

건너지 못하거나 쉽게 넘어지는 등 일상생활에 지장이 생긴다. 몸을 자유롭게 움직이기 어려워지면 외출이 줄고 사회적 관계가 약해지면서 우울감을 느끼기 쉽다. 이런 변화가 이어지면 마음과 신체의 기능이 함께 약해지는 노쇠 상태에 빠질 수 있다. 결국 일상생활에서 누군가의 도움이 필요한 요양 직전 단계에 이르게 되는 것이다.

이전에는 신장 기능이 저하된 환자의 단백질 섭취를 엄격히 제한하도록 지도했다. 그러나 근육의 재료가 되는 단백질이 줄어 오히려 근감소증과 노쇠를 빠르게 악화시키는 결과를 초래한다는 것이 밝혀졌다. 특히 고령자의 경우에는 만성신장질환의 진행보다 영양 부족이 오히려 생명을 위협하는 문제로 이어질 위험이 더 크다. 따라서 최근에는 단백질을 무작정 제한하기보다, 어떤 방식으로 섭취할 것인가가 더 중요하게 여겨지고 있다.

구체적인 단백질 섭취 방법 그리고 어떤 상태일 때 단백질을 제한해야 하는지에 대해서는 3장과 5장에서 자세히 다루겠다. 여기서 기억해 둘 점은 임의로 단백질을 제한하면 오히려 역효과가 날 수 있다는 사실이다.

단백질 부족이 불러오는 악순환 '근감소증'과 '노쇠'

근육의 재료가 되는 단백질이 부족해지면 근감소증, 즉 근육량이 감소하고 근력과 신체 기능이 저하된 상태에 빠진다. 그러면 걷는 속도가 느려지고 몸을 자유롭게 움직이기 어려워진다. 이에 따라 집에만 머물게 되는 등 활동량이 줄어들고 근감소증은 더 악화된다.

여기에 더해, 사람과의 소통이 줄어들면 허약, 즉 마음이 가라앉고 의욕이 떨어지는 상태에 빠지기 쉽다. 기분이 가라앉으면 집에만 머무르는 생활이 더 심해지고, 결국에는 혼자서 일상생활을 유지하기 어려운 상태가 된다. 최악의 경우 누워서 지내야만 하는 상태까지 이를 수 있다.

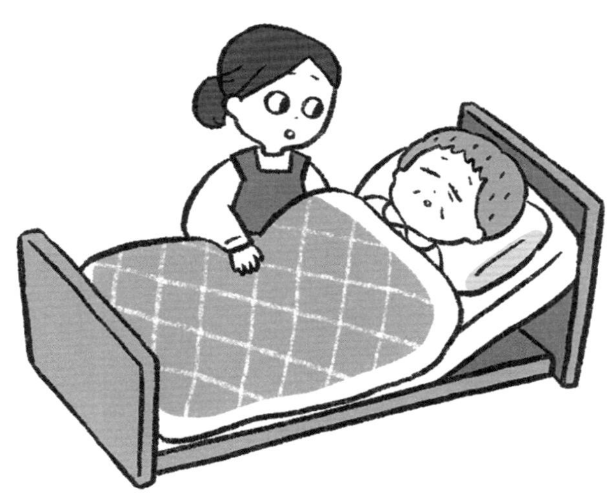

칼륨보다 위험한 미네랄 부족

앞서 설명한 단백질과 마찬가지로, 신장 기능이 약해지면 칼륨을 제한해야 한다는 말 역시 절반은 맞고 절반은 틀린 이야기다. 인터넷에 칼륨 제한에 관한 정보가 넘쳐나면서 칼륨을 신장에 해로운 성분으로 인식하는 상황도 적지 않다. 이번 장에서는 이러한 오해를 하나씩 풀어 보고자 한다.

먼저 칼륨이 어떤 성분인지부터 살펴보자. 칼륨은 건강을 유지하는 데 필수적인 미네랄로, 체액 속에서 세포 기능을 조절하는 역할을 한다. 그렇다면 왜 칼륨을 제한해야 할까? 신장 기능이 많이 떨어지면, 신장을 통해 배설되는 칼륨의 양이 줄어든다. 그 결과 체액 속에 칼륨이 쌓이게 된다. 이 상태에서 혈액 속 칼륨 농도가 올라가면, 부정맥이 발생하거나 심한 경우 심장이 멈춰 돌연사할 수도 있다.

여기서 체액과 혈액이 어떻게 다른지 궁금해하는 사람도 있을 것이다. 간단히 말하면, 체액이란 말 그대로 '몸속에 존재하는 액체'의 총칭으로 혈액 역시 체액의 일부분이다. 이 밖에도 '조직액'이나 '림프액' 등이 체액에 포함된다. 따라서 체액 속에 칼륨이 쌓인다는 것은 혈액 속에 칼륨이 쌓인다는 것과 같으며, 돌연사와 같은 심각한 위험이 발생할 수 있다. 이런 이유로 칼륨을 아예 섭취하지 않는 편이 낫다고 오해할 수도 있다.

칼륨은 세포 기능을 조절할 뿐 아니라, 체내의 염분 배설을 촉진해 혈압을 낮추는 역할을 한다. 즉 고혈압을 예방하려면 염분과 칼륨을 균형 있게 섭취하는 것이 중요하다는 뜻이다. 더 나아가 칼륨이 부족해지면 근육이 정상적으로 수축하지 못해 경련이나 운동 능력 저하가 나타날 수 있다. 이처럼 칼륨은 생명을 유지하는 데 꼭 필요한 미네랄이다.

일반적으로 칼륨은 채소, 해조류, 과일, 고기와 생선 등 다양한 식품에 함유되어 있어, 평소처럼 식사한다면 부족해질 일은 거의 없다. 이러한 점을 고려해 만성신장질환의 식이요법 기준에서는 칼륨은 어느 정도 증상이 진행된 단계인 G3a까지는 제한하지 않고, G3b 단계 이후부터 단계적으로 제한하도록 권고하고 있다. 만성신장질환의 단계에 대해서는 뒤의 5장에서 자세히 설명한다.

신장 기능이 저하되면 칼륨이 해가 된다?

칼륨은 심장 기능과 근육 기능의 조절 등, 건강을 유지하는 데 없어서는 안 될 미네랄이다. 특히 신장에서 나트륨의 재흡수를 억제하고 소변으로의 배설을 촉진함으로써 혈압을 정상 범위로 유지하는 중요한 역할을 맡고 있다.

그러나 신장의 기능이 약해지면, 칼륨을 소변으로 배출하는 능력이 떨어져 고칼륨혈증(Hyperkalemia) 상태가 된다. 그렇게 되면 혈중 칼륨 농도가 상승해 위험한 부정맥이 발생하거나, 최악의 경우 심장이 멈추어 돌연사로 이어질 수 있다.

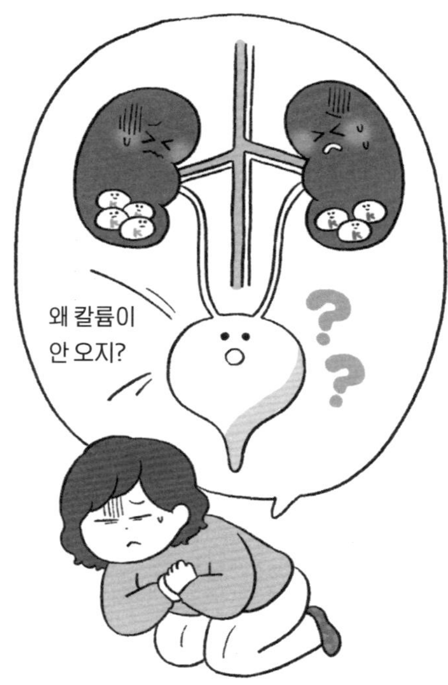

수분 부족이 신장에 미치는 영향

나이가 들수록 맛을 느끼는 기능이 떨어져 염분을 과도하게 섭취하기 쉬워진다는 점은 바로 앞서 설명했다. 뿐만 아니라, 목마르다는 감각이 둔해진다는 점도 있다. 물을 마시는 양이 부족해지는 것은 매우 위험하다. 사람의 몸을 구성하는 수분의 비율은 어린이는 약 70%이지만, 성인이 되면 약 55~60%로 줄어들고, 고령자가 되면 약 50%까지 감소한다. 특히 고령자는 본래 체내 수분량이 적은 데다 여러 약을 상시 먹고 있는 경우가 많다. 때문에 물을 마시는 양이 줄어들면 약물의 영향까지 더해져 체액의 균형이 무너지고, 탈수 상태가 되기 쉬워진다.

혈액의 약 90%는 수분으로 이루어져 있으므로, 탈수가 발생하면 혈액량도 줄고 농도가 짙어져 신장에 악영향을 미친다. 신장의 사구체가 혈액 속 노폐물을 여과할 때는 혈액에 충분한 수분이 필요하지만, 탈수로 인해 혈액 속 수분이 줄어들면 노폐물이 제대로 여과되지 못하고 혈액 속에 남게 된다. 또한 농도가 높은 혈액을 여과해야 하므로 사구체에 큰 부담이 가해져 기능 저하를 초래한다.

물론 어떤 것이든 지나치면 문제가 되듯, 물을 과도하게 마시는 것도 바람직하지 않지만, 건강한 고령자라면 물을 너무 많이 마시는지 걱정할 필요가 거의 없다. 본래 체내에 저장할 수 있는 수분량이 적기 때문에, 고령자는 자주 그리고 충분히 수분을 보충해야 한다는 점을 기억해 두기를 바란다.

수분이 없으면 노폐물을 여과할 수 없다.

신장이 소변을 만들기 위해서는 수분이 필요하다. 탈수로 인해 체내 수분량이 부족해지면 신장으로 가는 혈류가 감소해 노폐물이 잘 여과되지 않고, 그 결과 체내에 노폐물이 점점 쌓이게 된다.
특히 고령이 되면 목마름을 느끼는 센서가 둔해져 탈수 상태임을 알아차리기 어려워진다.
따라서 목이 마르지 않더라도 한 시간에 한 번, 종이컵 한 컵 정도를 기준으로 수분을 자주 섭취하도록 하자.

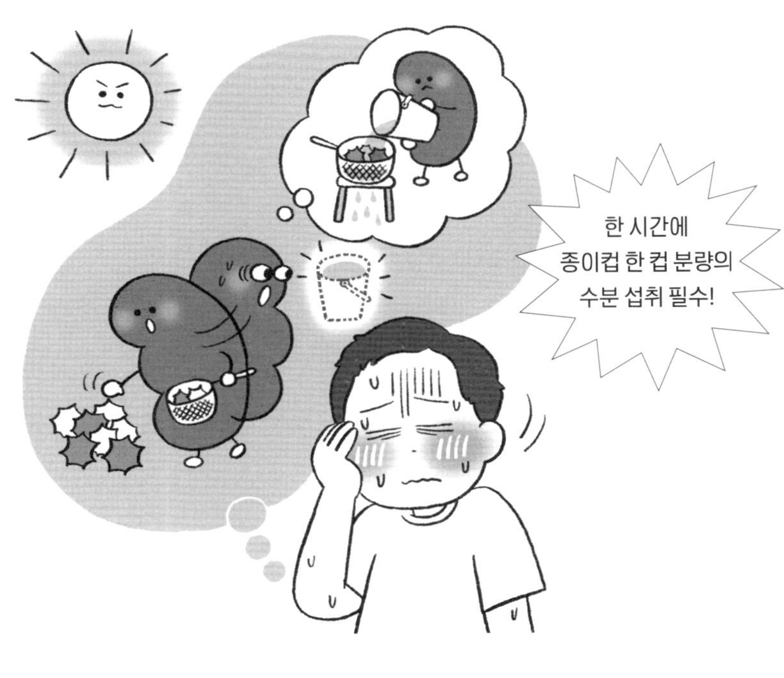

장속 독소가 신장을 공격한다

'장내 플로라^{장내 미생물}'라는 말은 TV 프로그램이나 광고에서 한 번쯤 들어봤을 것이다. 최근에는 완전히 익숙한 표현이 되었지만, 여기서 잠시 개념을 되짚어보자. 사람의 장에는 매우 다양한 세균이 서식하고 있으며, 그 종류는 약 3만 종에 이르는 것으로 알려져 있다. 게다가 아직 발견되지 않은 세균도 존재할 가능성이 제기되고 있다. 현미경으로 관찰하면 세균들이 빽빽하게 모여 있는 모습이 마치 꽃밭floral 같아 보인다고 해서 장내 플로라라는 이름이 붙었다.

사람에게 이로운 세균을 '유익균', 해로운 작용을 하는 세균을 '유해균'이라고 부른다. 장내 플로라에서 유익균이 줄고 유해균이 늘어나면 변비가 생기기 쉬워진다. 그로 인해 피부 상태가 나빠지는 것도 이미 널리 알려진 사실이다. 장내 플로라는 사실 피부뿐만 아니라 신장과도 관련이 있다. 제1장에서 설명한 '장기간 상호작용’의 하나로, 이를 ‘장–신장 축gut-kidney axis’이라고 부른다.

신장 기능이 저하되면 체내의 노폐물이 배출되지 못하고 몸속에 축적된다. 이 노폐물 가운데에서도 특히 해로운 물질은 ‘요독소’이다. 요독소의 상당수는 장내 플로라에서 생성되는 독소이다. 변비 등으로 장내 플로라에서 유해균이 늘어나면 독소가 계속해서 만들어진다. 이 독소는 혈액을 타고 신장으로 운반되어 신장 기능을 손상시키고, 그 결과 요독소를 소변으로 배출하지 못해 체내에 요독소가 증가한다. 장 안에서 독소가 늘어나면 신장에서의 배설이 이를 따라가지 못하고, 체내에 요독소가 쌓여 다시 장에서 독소가 늘어나는 형태의 악순환이 반복된다.

이와 같은 구조 때문에, 장내의 노폐물을 변과 함께 체외로 배출해 유해균이 늘어나지 않도록 하는 것이 신장 관리의 핵심이 된다. 이를 위해서는 유산균이 함유된 발효식품이나 유제품 등을 섭취해 유익균을 늘리는 것이 효과적이다. 결론적으로 백해무익한 변비는 반드시 개선해야 한다.

장과 신장은 운명 공동체

장내 유해균이 만들어 내는 요독소로 인해 손상된 신장은 요독소를 배출하지 못하고, 그 결과 장내 환경 악화를 더 가속한다. 장내 환경을 개선하지 않으면 이 부정적인 악순환은 멈추지 않는다.

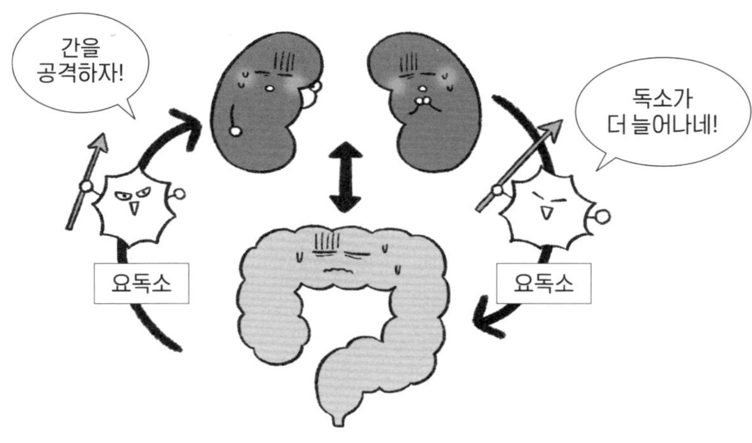

제3장

약해진 신장을
위한 식사 관리

신장을 튼튼하게 할 수 있는지 없는지는
무엇을 먹느냐에 달려있다고 해도 과언이 아니다.
먹는 것과 식사 방식을 바꿔서, 강하고 건강한 신장을 만들자.

미네랄은 '균형'이 중요하다

갑작스럽지만 질문! 우리 몸은 무엇으로 이루어져 있다고 생각하는가? 이렇게 물으면 '단백질'이라고 답하는 사람이 많을 것이다. 비만을 신경 쓰고 있다면 '지방'이라고 답할지도 모르겠다. 사실 사람의 몸을 구성하는 요소 가운데 가장 많은 것은 수분으로, 약 50~60퍼센트를 차지한다. 그다음이 단백질로 약 15퍼센트, 그리고 지방이 12~20퍼센트 정도이며, 나머지가 미네랄이나 당질 등이다. 물론 나이 차이, 성별 차이, 개인차는 있다. 미네랄은 겨우 몇 퍼센트에 불과하다고 생각 할 수 있지만, 이 몇 퍼센트의 역할은 결코 가볍지 않다.

미네랄의 상당수는 체액에 녹아 근육과 신경, 호르몬의 작용을 조절하며, 뼈나 세포 등을 이루는 재료가 된다. 특히 신장과 깊은 관련이 있는 미네랄은 나트륨, 칼륨, 인, 마그네슘이다. 이들 미네랄 가운데에는 서로의 작용을 상쇄하는 관계, 즉 '길항 작용'을 하는 것도 있다. 예를 들어 나트륨은 혈압을 상승시키지만, 반대로 칼륨은 나트륨의 배설을 촉진해 혈압을 낮춘다. 또한 인은 인체에 필수적인 미네랄이지만, 과다 섭취하면 동맥경화나 신장 기능 저하를 초래한다. 이러한 인의 악영향에 대해 마그네슘은 혈관과 신장을 보호하는 방향으로 작용한다.

오사카대학교 신장내과 연구팀은 당뇨병이 없는 만성신장질환 환자 311명을 약 44개월 동안 추적 조사했다. 그 결과, 혈중 인 농도가 높은 환자 가운데 투석이나 신장이식을 받은 비율은 혈중 마그네슘 농도가 낮은 그룹에서 가장 높았고, 높은 그룹에서는 낮았다. 또 다른 연구에서는 인이 원인이 되는 동맥경화에 대해서도 마그네슘이 치료 효과를 보인다는 사실이 제시되었다.

또한 마그네슘에는 변을 부드럽게 하는 작용이 있어, 의약품인 산화마그네슘은 변비 해소를 위해 사용된다. 이름 그대로 성분이 마그네슘이며, 약국에서 구매할 수 있다. 앞서 72쪽에서 설명한 신장과 장의 관계에서도 알 수 있듯이, 장내 환경이 악화되면 신장에도 악영향을 미친다. 그래서 나는 변비가 있는 환자에게 산화마그네슘을 적극적으로 처방하고 있다.

다만, 이미 신장 기능이 저하된 사람은 칼륨과 마그네슘을 제한할 필요가 있다. 걱정된다면 먼저 의료기관에서 검사받아 현재 자신의 상태를 파악하는 것이 좋다.

칼륨이 많이 함유된 식품

- 고구마 등의 감자류
- 전갱이 등의 생선류
- 낫토, 콩가루 등의 대두 제품
- 미역 등의 해조류
- 바나나
- 멜론
- 아보카도
- 호박

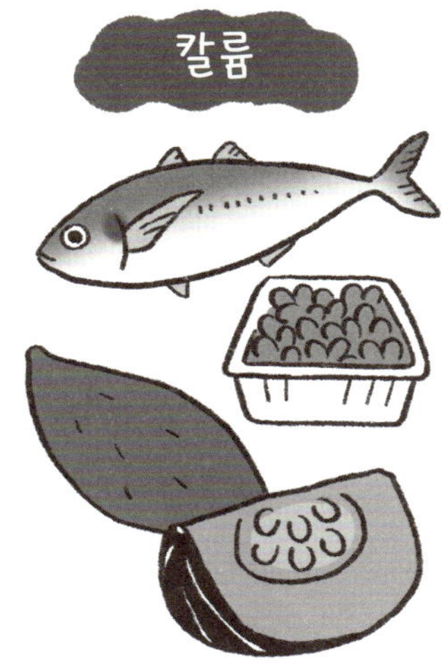

마그네슘이 많이 함유된 식품

- 아몬드를 비롯한 견과류
- 톳 등의 해조류
- 시금치
- 두부 등의 대두 제품

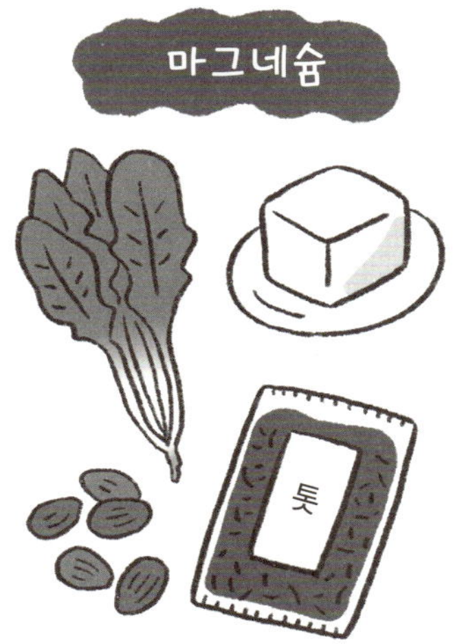

소금 하나 바꿨을 뿐인데, 신장이 달라진다

　　신장을 유지 관리하는 데 가장 중요한 열쇠를 쥐고 있는 것이 소금이다. 지나친 소금 섭취가 고혈압으로 이어지고, 신장에 큰 부담을 준다는 점은 이미 앞에서 설명한 바 있다. 소금 섭취량을 신경 써야 하지만, 그렇다고 요리에서 소금을 아예 뺄 수는 없다. 마트 조미료 판매대에 가면 다양한 종류의 소금이 진열되어 있다. 이제부터는 소금의 선택법과 소금을 요리에 어떻게 활용하면 좋을지 살펴보자.

　　모든 소금은 바닷물에서 만들어진다. 분홍빛 암염도 산이나 사막 등에서 캐내지만, 원래는 결국 바닷물이다. 바다였던 지형의 물이 증발하면서 염분과 같은 미네랄이 결정화된 것이다. 바닷물에는 다양한 미네랄이 녹아 있으며, 우리 몸에 포함된 미네랄 조성과 매우 비슷하다. 그럴 만도 한 것이, 인간뿐 아니라 모든 생물의 조상이 바다에서 태어났기 때문이다. 조금 이야기가 벗어났으니, 다시 요리에 사용하는 소금 이야기로 돌아가 보자.

현대에는 다양한 제조법으로 소금이 만들어지고 있다. 슈퍼 마켓에서 파는 소금 가운데 가장 저렴한 게 '정제염'일 것이다. 정 제염은 바닷물에서 염분만을 효율적으로 추출한 소금으로, 성분의 거의 100퍼센트가 염분, 즉 염화나트륨으로 이루어져 있다. 입자가 고와서 요리에는 쓰기 편하지만, 신장을 해치는 주범이 바로 이 염화나트륨이기 때문에, 정제염을 과도하게 사용하면 신장에 큰 타격이 될 수 있다.

반면, 바닷물을 농축하는 전통 방식으로 만든 소금도 있다. 흔히 '천일염'이라고 부르는 종류가 여기에 해당한다. 바닷물의 미네랄이 거의 그대로 남아 있어 염분뿐 아니라 칼륨과 마그네슘 등도 함께 함유되어 있다. 같은 소금이라도 성분에 차이가 있는 것이다.

지금 정제염을 요리에 사용하고 있다면, 천일염으로 바꾸는 것만으로도 염분을 줄일 수 있다. 그 자체로 저염을 실천하는 것이다. 저염의 핵심은 염분, 즉 염화나트륨을 줄이는 것이다. 매우 중요한 점이니 꼭 기억해 두자. 저염 간장과 같은 저염 제품도 대부분 염분을 줄이고 칼륨을 첨가한 형태가 많다. 그 때문에 전통 방식으로 만든 소금과 동일한 효과를 낼 수 있다.

요리에 사용하는 소금과 간장의 사용량을 줄이지 않아도 저염 효과를 낼 수 있다니 반가운 일이 아닐 수 없다. 나 역시 요리에 쓰는 소금은 모두 전통 방식으로 만든 소금으로 바꿨다. 정제염보다 맛이 풍부하고 부드러워 싱겁다는 느낌이 전혀 없다. 오히려 칼륨과 마그네슘 특유의 은은하고 쌉싸래한 맛이 더 맛있게 느껴진다.

저염은 짠맛에만 집착하지 않고, 다양한 맛을 더하는 것이다. 가쓰오부시나 다시마 육수의 감칠맛, 레몬과 식초의 산미, 그리고 향신료의 매운맛 등을 잘 활용하면 음식의 맛을 해치지 않고도 충분히 저염이 가능하다. 저염은 결코 참는 것이 아니다. 여러 가지 새로운 맛을 시도할 기회이다.

바닷물에는 미네랄이 가득!

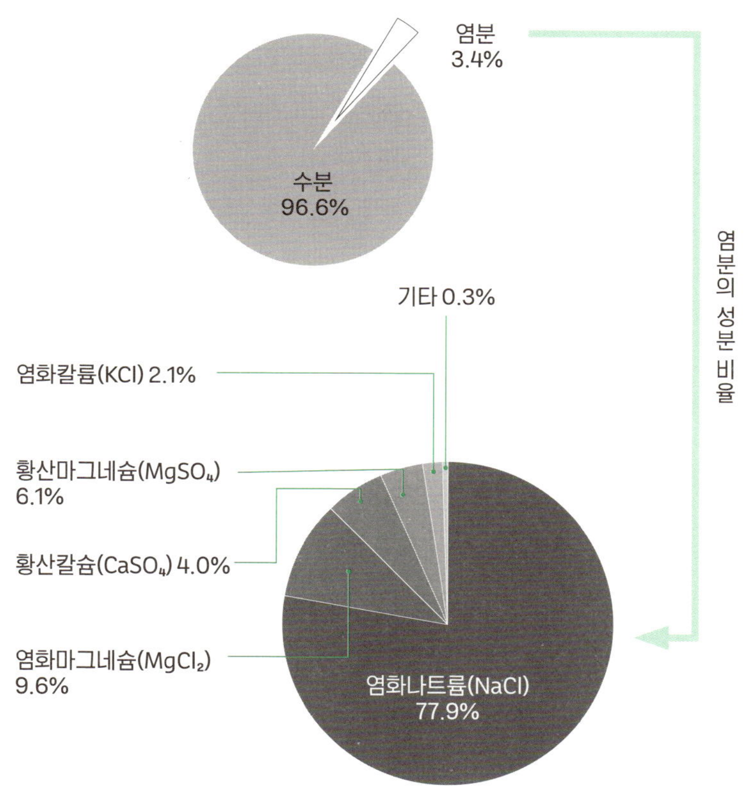

바닷물에는 생명 유지에 필수적인 마그네슘, 칼륨, 칼슘 등 다양한 미네랄이 풍부하다. 천일염을 사용하면 이러한 미네랄도 함께 섭취할 수 있고, 감칠맛도 있어서 저염이어도 싱거운 느낌이 덜하다.

염분을 줄이기 위한 작은 수칙

육수를 활용한다
다시마, 가다랑어포 등의 천연 육수를 우려내면 풍미가
더해져 소금을 넣지 않아도 맛있게 먹을 수 있다.

산미를 더한다
산미는 짠맛을 돋우므로 식초나 레몬, 유자 등의
감귤류를 적극적으로 활용하자.

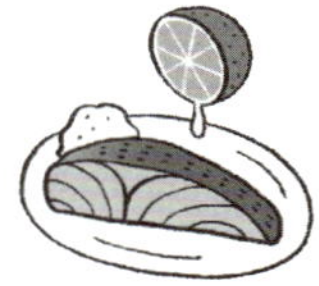

향신료와 양념 채소를 활용한다
고추냉이, 생강, 고추, 산초, 겨자 같은 향신료와
깻잎이나 파 등의 향신 채소는 맛의 포인트가
되어 담백해도 맛있게 먹을 수 있다.

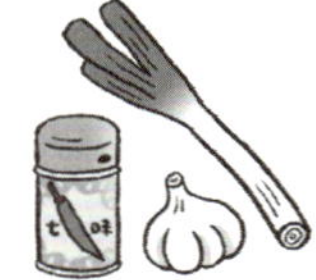

붓기보다 '찍기'
조미료를 바로 부어 먹기보다는 작은 접시에 덜어
찍어 먹자. 한 방울씩 나오는 저염용 간장병 등을
활용하면 더 효과적이다.

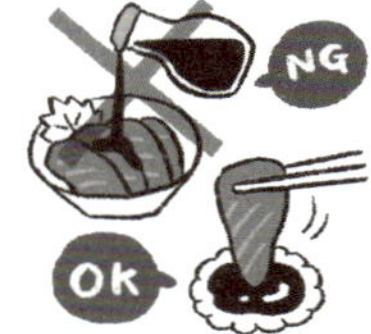

국물보다는 건더기를 푸짐하게
재료의 양이 많아질수록 국물의 양이 줄어들어
염분을 자연스럽게 줄일 수 있다. 또한 재료의
감칠맛이 우러나 담백해도 맛있다.

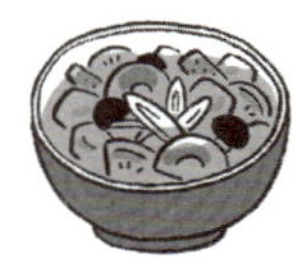

저염 간장을 사용한다
저염 간장을 사용하면 염화나트륨 섭취량을 줄일 수
있다. 다만 안심하고 너무 많이 뿌리지 않도록 주의하자.

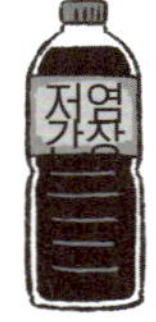

장수 유전자를 깨워 신장을 지키는 법

우리는 왜 늙고, 결국 죽음을 맞이하게 될까. 다소 철학적인 이야기처럼 보이지만, 사실 이는 현대 과학이 다루는 주제 중 하나다. 노화와 수명에 관한 연구의 진행 과정에서 발견된 것이 바로 '시르투인Sirtuin 유전자'다. 일명 '장수 유전자'라고도 불리며, 시르투인 유전자가 활성화되면 수명이 20~30퍼센트 연장될 뿐만 아니라, 몸 전체의 노화를 늦추고 겉모습도 젊은 상태가 유지되는 것으로 알려져 있다.

시르투인 유전자는 평소에는 거의 활성화되지 않은 상태에 있다가 칼로리 제한과 같은 자극을 받으면 활성화된다. 쉽게 말하면, 생명 유지에 필요한 에너지가 부족한 위기 상황에 놓였을 때, 어떻게든 몸을 살려내기 위해 작동하는 것이 바로 시르투인 유전자다. 실제로 섭취 칼로리를 30퍼센트 줄이면 시르투인 유전자가 활성화되고 당뇨병이나 암, 뇌졸중 등의 질환에 걸릴 위

시르투인 유전자의 기대 효과

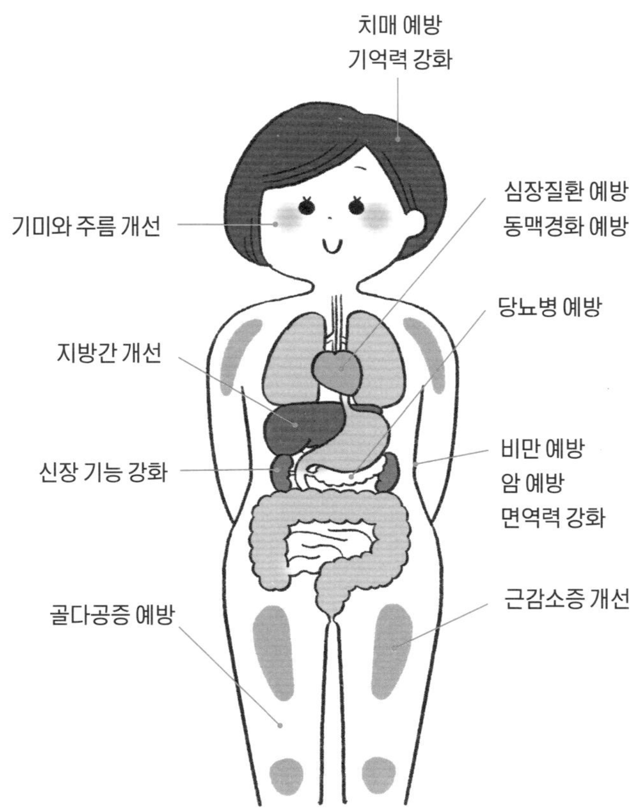

시르투인 유전자의 힘은 아직 완전히 밝혀지지 않은 부분도 많지만, 지금까지 알려진 효과만 보아도 왜 '장수 유전자'라고 불리는지 충분히 이해할 수 있을 것이다.

험이 낮아진다. 또한 연구 단계이기는 하지만, 당뇨병성 신증을 개선할 가능성도 제시되고 있다. 결국 시르투인 유전자의 활성화는 신장의 노화로 인한 기능 저하를 늦출 중요한 열쇠가 될 수 있다는 것이다.

한편, 칼로리를 제한하는 것 외에도 시르투인 유전자를 활성화하는 방법에 관한 연구가 진행되고 있다. 그중 하나가 폴리페놀에 관한 연구다. 폴리페놀은 식물에 존재하는 쓴맛이나 색소 성분을 말한다. 녹차의 카테킨, 대두의 이소플라본, 포도 껍질의 안토시아닌은 이미 잘 알려져 있어 아마 한 번쯤 들어본 적이 있을 것이다. 폴리페놀 가운데에서도 석류나 산딸기류, 견과류에 들어 있는 엘라그산은 특히 효과가 높다고 알려졌다.

다만, 사람이 얼마만큼의 폴리페놀을 섭취해야 시르투인 유전자가 활성화되는지는 아직 명확히 밝혀진 바 없다. 또한 폴리페놀은 대부분 물에 잘 녹는 형태로 들어 있어, 섭취 후 약 30분부터 효과가 나타나기 시작해 3~4시간이면 사라진다고 한다. 따라서 음료나 간식 등을 통해 조금씩 자주 폴리페놀을 섭취하는 것이 좋다.

석류
포도
산딸기류(딸기, 크랜베리, 블랙베 등)
견과류(호두, 아몬드 등)

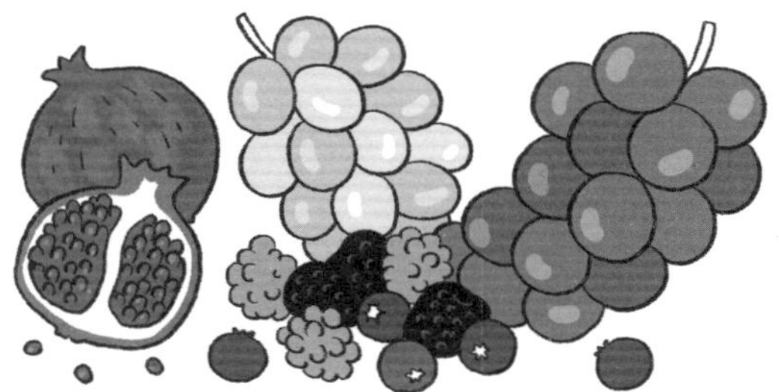

16:8 간헐적 단식과 오토파지 활성화

칼로리 제한으로 활성화되는 것은 앞서 설명한 시르투인 유전자만이 아니다. '오토파지autophagy'라는 시스템도 함께 작동하기 시작한다. 오토파지의 '오토auto'는 스스로, '파지phagy'는 먹는다는 뜻이다. 자식自食작용, 즉 스스로를 먹는 작용이라고 번역된다. 이 표현만 들으면 다소 무섭게 느껴질 수도 있지만, 오토파지는 아주 정교하게 잘 짜인 생명 유지 시스템이다.

인간의 몸에는 약 37조 개의 세포가 있다. 이 세포 안에서는 매일 낡고 더 이상 쓸 수 없게 된 구성 요소들이 분해되고, 그 자리에 새로운 것들이 다시 만들어진다. 그런데 음식이 공급되지 않으면 세포가 새로운 것을 만드는 데 필요한 재료가 부족해진다. 이때 활발해지는 것이 오토파지다. 세포 안의 오래된 구성물을 재활용해 새로운 구성 요소를 만들어 내는 것, 쉽게 말하면 일종의 재활용이다. 세포 안의 오래된 구성물은 쓸모없을 뿐만 아니라, 세포 본연의 기능을 방해한다. 따라서 문제를 일으킬 수 있는 오래된 구성물을 처리하는 오토파지가 활성화되면, 세포가 젊어진다. 신장 역시 세포로 이루어져 있다. 즉, 오토파지가 활성화되면 신장 세포의 노화 억제도 기대해 볼 수 있다.

오토파지를 활성화하기 위해 고안된 방법이 바로 '16:8 간헐적 단식'이다. 하루 24시간 중 8시간 동안만 식사하고, 나머지 16시간은 아무것도 먹지 않는 것이다. 이렇게 배에서 꼬르륵 소리가 날 정도의 공복 시간을 만들면 오토파지의 스위치가 켜진다. 16시간이나 굶어야 한다니 놀랄 수도 있지만 걱정할 필요는 없다. 수면 시간도 이 16시간에 포함되기 때문이다. 예를 들어 8시간 정도 잠을 자는 사람이라면, 아침에 일어난 뒤 4시간, 잠자리에 들기 전 4시간 동안만 금식하면 오토파지의 스위치를 켤 수 있다. 나 역시 16:8 간헐적 단식을 실천하고 있다. 저녁 식사는 20시까지 마치고, 점심은 다음 날 12시에 먹는다.

무기인, 신장 건강을 가르는 변수

신장의 큰 적은 식품첨가물에 포함된 무기인이라는 점을 앞선 2장에서 설명했다. 이 무기인 섭취를 줄이기만 해도 일석이조를 넘어 일석삼조의 신장 관리 효과를 얻을 수 있다.

1. 단백질 균형이 맞춰진다

무기인이 사용되는 대표적인 가공식품은 다진 고기나 생선 살을 갈아 만든 제품이다. 대표적인 예로는 소시지, 햄, 어묵과 같은 식품이다. 다진 고기나 간 생선 살은 고기나 생선을 그냥 썰어 놓은 것에 비해 쉽게 상한다. 그래서 보존성을 높이기 위해 무기인이 첨가되는 경우가 많다. 또한 고기가 퍽퍽해지는 것을 막기 위해 첨가되기도 한다. 무기인은 수분을 보존해 부드러운 식감을 만들기 때문이다. 이처럼 무기인이 사용되는 식품은 고기나 생선, 즉 동물성 단백질을 원료로 한 가공식품이다.

한편, 유기인은 동물성 단백질에 들어 있는 것보다 식물성 단백질에 들어 있는 형태가 체내 흡수율이 낮다는 특징이 있다. 따라서 무기인이 포함된 가공식품을 줄이기만 해도 단백질 섭취가 동물성에 치우치지 않게 되고, 동시에 체내로 흡수되는 유기인의 양도 자연스럽게 감소한다.

2. 염분 섭취량을 줄일 수 있다

함박스테이크나 생선 완자를 만들 때는 소금을 넣고 반죽한다. 소금을 넣어 치대면 점성과 탄력이 생겨 식감이 좋아지기 때문이다. 이런 이유로 다진 고기나 생선 살을 사용한 식품은 염분 함량이 많아지기 쉽다.

즉, 무기인을 줄이기 위해 다진 고기나 생선 살을 사용한 가공식품을 피하기만 해도 염분 섭취를 함께 줄일 수 있다. 그야말로 일석이조의 효과이다.

3. 당질 섭취가 줄어든다

수제 빵집에서 산 식빵은 하루만 지나도 딱딱해지고 풍미가 떨어진다. 반면 편의점이나 슈퍼에서 산 빵은 며칠이 지나도 푹신한 상태를 유지한다. 이 차이는 식품첨가물로 사용된 무기인에 있다. 또 하나 눈여겨 볼 점은, 설탕을 사용해 부드러운 식감을 유지하고 방부 효과를 낸다는 것이다. 설탕은 수분을 붙잡아 두는 성질이 있어 식감을 좋게 하고, 곰팡이나 미생물의 증식을 억

제한다. 이 때문에 보존성이 중요한 가공식품에는 무기인과 함께 설탕이 사용되는 경우도 적지 않다.

따라서 무기인을 줄이면 자연스럽게 설탕 섭취량도 줄어들고, 이는 당질의 과다 섭취를 막는 데 도움이 된다. 당질을 과도하게 섭취했을 때 신장에 부담이 가해지는 구조에 대해서는 뒤쪽에서 자세히 설명하겠다.

이처럼 무기인을 줄이기만 해도 일석삼조의 결과를 얻을 수 있다.

일상에서 인 섭취를 줄이는 요령

무기인을 줄이려면 소시지나 햄을 피해야 한다는 사실은 알고 있지만, 좋아해서 도저히 끊기 어렵다는 사람도 많을 것이다. 그런 사람들을 위해 맛은 그대로 유지하면서 인 섭취만 줄일 수 있는 간단한 요령을 소개한다.

가공식품에 들어 있는 무기인은 물에 잘 녹는 성질이 있다. 이 성질을 이용해, 조리 전 손질 단계에서 무기인을 줄이는 방법이다. 햄이나 소시지는 가볍게 데친다. 이때 소시지는 무기인이 잘 빠져나오도록 껍질에 칼집을 낸 뒤 삶는 것이 좋다. 어묵도 요리에 넣기 전에 한 번 데쳐서 사용한다. 데친 물에는 무기인이 들어 있으므로 버린다. 또한 가게에서 어묵을 먹을 때는 어묵류만 건져 먹고, 국물은 마시지 않는 게 좋다. 중화면이나 인스턴트 라면의 면에도 무기인이 포함되어 있다. 따라서 면을 삶은 물은 버리고, 새 물에 스프를 푼다. 컵라면은 건더기와 면이 분리 포장된 제품을 고르고, 면이 들어 있는 컵에 뜨거운 물을 부었다가 버린

인 섭취를 줄이는 요령 요약

중화면·봉지 라면(인스턴트 라면)

면을 삶은 물은 버리고, 스프는 새 물에 푼다.

컵라면

면을 우린 물은 버리고, 스프와 건더기를 넣
을 때는 새 물을 넣어 조리한다.

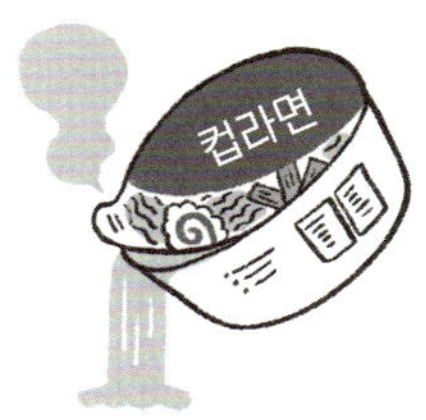

소시지·햄·베이컨 등의 가공육&어묵류

조리 전에 한 번 데치고, 데친 물은 버린다. 소시지는 인이 잘 빠져나오도록
껍질에 칼집을 내어 삶는다.

고기

얇게 썬 고기를 조리 전에 데친 뒤, 데친 물은 버린다.
간과 같은 내장 부위는 피한다.

어패류

조리 전에 데친 뒤, 데친 물은 버린다. 인 함량이 많은 뼈나 내장은 먹지
않는다. 장어, 시샤모*[1], 시라스*[2], 은어, 갯장어처럼 뼈째 먹는 생선은
가능한 한 피한다.

곡류

백미 등 도정도가 높은 것을 고르고, 인 함량이 많은 현미등의
전곡류(통곡물)는 피한다. 다만 도정도가 높은 곡류는 혈당이 오르기
쉬우므로, 뒤쪽에서 소개할 식사 순서를 따르도록 한다.

*[1] 일본에서 흔히 먹는 작은 생선. 홋카이도에서 잡히는 특산 어종이다.
[2] 어린 멸치나 정어리 등 치어를 말한다.

다. 이렇게 하면 끓는 물에 면의 무기인이 녹아 나온다. 그다음 컵에 스프와 건더기를 넣고 새 물을 부어, 정해진 시간만큼 조리한다. 데친 물과 우린 물을 버리면, 신장의 큰 적인 활성산소(103쪽 참조)를 증가시키는 산화된 기름 성분도 함께 제거된다. 또한 기름 냄새가 빠져 맛도 더 깔끔해진다.

가공식품을 끊고 건강한 식생활을 하는 것이 바람직하지만, 이것도 안 되고 저것도 안 된다는 식으로 제한만 하면 먹는 즐거움이 사라진다. 그러므로 어느 정도 여유를 갖고, 무기인 섭취량을 현명하게 조절하길 바란다.

혈당 관리가 곧 신장 관리다

우리가 입으로 먹은 음식은 위를 거쳐 장으로 이동한다. 음식에 포함된 당질과 지방, 단백질 대부분은 이동하는 동안 위에서 소화된 뒤 장에서 흡수된다. 즉 음식이 위에 머무는 시간, 다시 말해 소화에 걸리는 시간이 길수록 장에서 더 천천히 영양분이 흡수된다는 뜻이다. 당질은 소화·흡수 과정에서 포도당이라는 당으로 분해되어 최종적으로 장에서 흡수된다. 흡수된 포도당은 혈액으로 들어가 몸을 움직이는 에너지원으로 사용되며, 이때 혈당 수치가 상승한다. 혈당 수치란 혈액 속 포도당의 양을 나타내는 수치로, 섭취 후 흡수되기까지의 시간이 짧을수록 혈당 수치는 급격히 올라갔다가, 그 반동으로 급격히 떨어진다. 이것이 바로 '혈당 스파이크'다.

혈당 수치가 급격히 오른다는 것은 한 번에 많은 양의 포도당이 혈액 속으로 들어온다는 의미다. 과도하게 늘어난 포도당은 혈관 안쪽 벽으로 침투해 혈관 벽을 손상시킨다. 식후에 강한 졸음이나 나른함이 몰려온다면 혈당 스파이크가 일어났을 가능성이 있다.

또한 혈액 속의 포도당은 세포 안의 단백질과 결합한다. 여기에 체온에 의한 열이 더해지면 '당화'라는 현상이 일어난다. 당화는 식빵을 토스터에 구울 때도 일어나는 현상이다. 빵을 구우면 갈색의 탄 부분이 생기고 바삭한 식감으로 변하는데, 이는 빵 속의 단백질과 당질이 열에 의해 당화되었기 때문이다. 이처럼 혈관도 당화되면 토스트처럼 구워져 탄 상태가 된다.

단백질과 포도당이 결합해 만들어지는 최종당화산물**AGEs**은 몸속의 정상적인 조직에 달라붙어 염증을 일으킨다. 염증이 생긴 부위에서는 많은 활성산소가 발생하고, 그 결과 혈관 내부에 최종당화산물이 쌓이면서 염증과 산화가 진행된다. 결국 혈관은 점점 두꺼워지고 딱딱해져 동맥경화로 이어진다. 거듭 말하지만, 신장은 가느다란 혈관의 집합체이기 때문에 다른 장기보다 당화의 영향을 받기 쉽다. 그리고 신장 혈관이 손상되어 동맥경화가 진행되면 혈관이 좁아져 혈류량이 감소하고 결국 기능이 저하된다.

이처럼 무서운 혈당 스파이크와 당화를 막기 위해서는 혈당을 급격히 올리지 않는 것이 핵심이다. 앞에서 언급한 바와 같이, 당질이 장에서 천천히 흡수되도록 만드는 것이 중요하다. 우선 음식이 위에 머무는 시간을 늘리기 위해서, 음료로 당질을 섭취하지 않는 것이 중요하다. 한때 스무디가 건강에 좋다고 여겨졌지만, 혈당이라는 관점에서 보면 오히려 역효과다. 채소는 믹서에 갈지 않고 그대로 먹는 편이 혈당 상승이 더 완만하다.

또한 채소 등에 들어 있는 식이섬유는 위에 오래 머무르기 때문에, 식사 초반에 식이섬유를 섭취해 두면 뒤이어 당질이 위로 들어와도 소화·흡수 속도가 억제되어 혈당의 급격한 상승을 막을 수 있다. 따라서 식이섬유가 풍부한 채소나 해조류, 콩류를 밥이나 빵, 면류보다 먼저 먹는 것이 좋다. 이른바 '베지터블 퍼스트Vegetable First' 식사법이다. 식이섬유는 당질을 흡착하는 성질이 있어, 장에서 포도당이 흡수되는 속도도 늦출 수 있다. 식이섬유와 마찬가지로 지방도 위에 오래 머문다. 밥이나 빵, 면류보다 먼저 고기나 생선, 그리고 기름을 사용한 요리를 먹으면 당질의 소화·흡수가 더욱 완만해진다.

또한 천천히 잘 씹어 먹는 것 역시 중요하다. 먹는 속도가 빠르면 음식의 소화·흡수가 빨라져 식후 혈당이 급격히 상승하고, 혈당 스파이크가 발생하기 쉬워지기 때문이다.

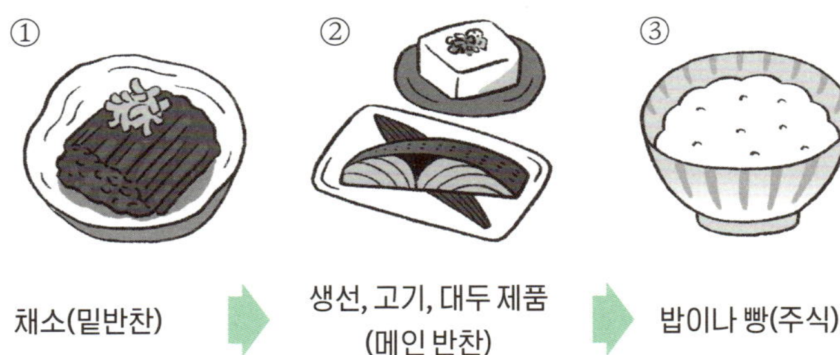

식이섬유가 풍부한 채소나 해조류, 버섯류, 소화에 시간이 걸리는 단백질을 먼저 먹으면 장내에서 당질의 흡수가 억제되어 혈당의 급상승을 막을 수 있다. 구체적으로는 ①채소(밑반찬) → ②생선, 고기, 대두 제품(메인 반찬) → ③밥이나 빵(주식)의 순서로 먹는 것이 바람직하다.

주의할 점

밥이나 빵을 먼저 먹지 않기
공복 상태에서 밥이나 빵 같은 탄수화물을 먼저 섭취하면, 당질이 한꺼번에 흡수되어 혈당이 급격히 상승하게 된다.

반찬만 먼저 반 정도 먹기
밥이 없으면 도저히 안 된다는 사람은, 먼저 채소와 단백질 반찬을 절반 정도 먹은 뒤 나머지를 주식인 밥과 함께 먹도록 한다.

빨리 먹지 않기
빨리 먹으면 포만감을 느끼기 전에 과식하게 되어 비만으로 이어지기 쉽다.

산화는 신장의 적, 폴리페놀로 억제한다

앞에서는 당화에 대해 이야기했는데, 이제부터는 '산화'에 대해 이야기해 보려 한다. 산화란 몸에 생기는 녹과 같은 현상으로, 그 원인이 되는 것이 바로 '활성산소'다. 이 물질은 간단히 말하면, 산소가 여러 요인에 의해 과도하게 활성화된 상태를 뜻한다. 그 요인으로는 앞쪽에서 설명한 혈당 스파이크를 비롯해 노화, 스트레스, 과로, 식품첨가물, 흡연, 대기오염, 격렬한 운동, 과도한 음주, 자외선 등 매우 다양하다.

혈관의 집합체인 신장에 활성산소는 최대의 위협이다. 활성산소에 의해 신장의 혈관이 산화되면 약해지거나 막히는 등 손상이 빠르게 진행된다. 그 결과 신장으로 가는 혈류가 정체되고, 기능은 점점 저하된다.

안타깝게도 인간이 호흡하는 한, 활성산소의 발생 자체를 막을 수는 없다. 그러나 다행히 구세주가 있다. 바로 폴리페놀이다. 이 물질이 시르투인 유전자를 활성화한다는 점은 이미 설명했지만, 사실 이 물질은 활성산소를 무독화하는 작용도 지닌, 그야말로 만능이다.

수많은 폴리페놀 가운데에서도 양파에 들어 있는 퀘르세틴은 항산화력 작용이 매우 강하다고 보고되고 있다. 그 밖에도 비타민A, 비타민C, 비타민E, 황화합물에도 항산화 작용이 있음이 밝혀졌다.

구체적으로 어떤 식품을 섭취하면 좋은지는 다음 쪽에서 자세히 설명한다. 항산화 물질이 함유된 식품을 매 끼니 챙겨 먹는 습관을 들여 산화의 해로움으로부터 신장을 지켜내자.

퀘르세틴을 함유한 식품

양파, 브로콜리, 사과, 몰로키아*

비타민A를 함유한 식품

당근(껍질째 섭취 권장), 파프리카, 시금치,
몰로키아, 브로콜리, 파슬리, 단호박

비타민C를 함유한 식품

잎채소류, 과일(특히 감귤류), 감자, 고구마,
브로콜리, 피망(특히 빨간 피망)

비타민E를 함유한 식품

견과류, 콩, 두부나 낫토 등 대두 제품, 단호박

황화합물을 함유한 식품

마늘, 양파, 대파, 부추, 락교

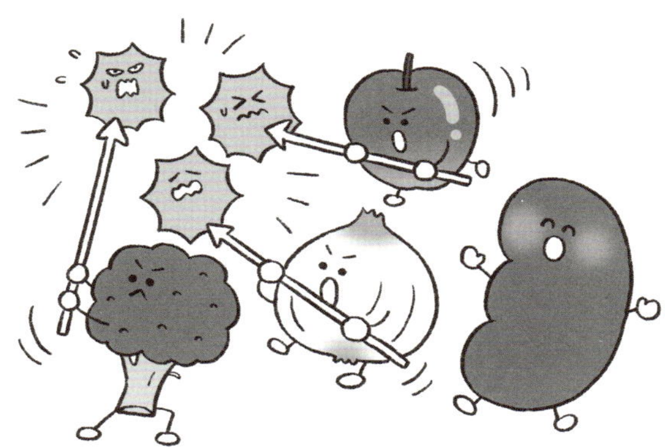

*이집트가 원산지인 장식황마잎으로, 끈적한 식감이 특징이다.
일본에서는 '모로헤이야'라는 이름으로 불린다.

제4장

신장을 지치지 않게 하는 생활 습관

신장의 근무 환경을 개선하려면 생활 습관을
바꿀 필요가 있다. 신장이 본래의 힘을 되찾는 데
도움이 되는 생활 방식의 힌트를 소개한다.

신장의 부담을 가늠하는 기준, 혈압

중요한 내용이므로 다시 한번 강조하지만, 신장은 가느다란 혈관의 집합체다. 여기에 많은 양의 혈액이 흘러 들어오기 때문에 혈압이 올라가면 신장에 가해지는 부담이 커지고, 그 결과 기능이 저하되고 만다. 따라서 신장에 어느 정도의 부담이 가해지고 있는지를 알기 위해서는 매일 혈압 변화를 확인하는 것이 중요하다.

최근에는 가정용 혈압계의 종류도 다양해졌고, 가격도 크게 부담 없다. 가능하다면 집마다 하나씩 가정용 혈압계를 갖춰 두기를 권하고 싶다. 가정용 혈압계에는 다음과 같은 세 종류로 나뉜다.

- 커프식 상완식 혈압계: 팔뚝에 커프(고무 주머니가 들어 있는 띠)를 감는 타입의 혈압계다. 가정용으로 적합하다.

• 팔 삽입식 상완식 혈압계: 병원에 많이 설치되어 있는 형태로,
팔뚝을 넣기만 하면 간편하게 혈압을 측정할 수 있다.

• 손목식 혈압계: 손목에서 측정하는 소형 타입이다. 다만 상완
식 혈압계에 비해 정확도는 떨어진다.

나 역시 집에서 커프식 상완식 혈압계를 사용한다. 아침에 일어나자마자, 밤에 잠자리에 들기 전, 하루 두 번 혈압을 측정하고 있다. 스마트폰과 연동되는 혈압계를 사용하고 있어서 혈압을 측정하면 데이터가 자동으로 스마트폰에 기록되어 매우 편리하다. 스마트폰 앱 사용이 어렵다면 노트에 직접 기록해도 좋다.

혈압을 일주일간 기록했다면 수축기 혈압(최고 혈압)과 이완기 혈압(최저 혈압)의 변화를 확인해 보자. 2~3일 연속으로 고혈압 기준치에 해당한다면 병원에서 진료받아 보길 권한다.

고혈압의 기준은 가정용 혈압계로 측정했을 때, 수축기 혈압(최고 혈압)이 135밀리미터 머큐리mmHg 이상, 이완기 혈압(최저 혈압)이 85밀리미터 머큐리mmHg 이상이다.

혈압은 기침이나 재채기를 한 후, 스트레스받았을 때, 움직인 직후에 상승한다. 따라서 정확한 혈압 측정을 위해서 의자나 바닥에 앉아 1~2분 정도 편안하게 휴식을 취한 뒤 측정하는 것을 추천한다.

스트레스 관리는 특효약

"심장아, 멈춰라! , "혈압아, 내려가라!" 하고 아무리 외쳐도 심장은 계속 뛰고 혈압도 바뀌지 않는다. 그 이유는 장기의 움직임이나 혈류가 의지와는 무관하게 자율신경이라는 신경에 의해 조절되기 때문이다. 자율신경에는 활동할 때 작용하는 교감신경과, 휴식하거나 긴장을 풀 때 작용하는 부교감신경이 있다. 이 두 신경이 줄다리기하듯 균형을 이루면서 신체 기능은 유지된다.

자율신경은 스트레스와 깊은 관련이 있다. 예를 들어 짜증이나 우울감 같은 정신적 스트레스, 그리고 수면 부족이나 과로와 같은 신체적 스트레스를 계속 받게 되면 교감신경이 지나치게 활성화되면서 부교감신경이 제대로 작동하지 않게 된다. 그 결과 자율신경의 균형이 무너지고, 심신에 여러 가지 이상 증상이 나타난다. 물론 신장도 자율신경에 의해 조절되므로, 자율신경 균형이 무너질 경우 그 영향을 피하기 어렵다.

교감신경이 흥분하면 혈관이 꽉 수축해 신장으로 가는 혈류가 줄어들고, 심박수가 증가하면서 혈압도 상승한다. 이는 신장 혈관에 큰 부담을 주게 된다. 더 나아가 흥분 상태가 오래 지속되면 세포를 공격하는 활성산소가 생성되어 몸 곳곳에 염증이 생긴다. 그렇게 되면 당연히 신장에도 염증이 생길 가능성이 있다.

따라서 신장 기능을 지키기 위해서는 스트레스 해소가 필수다. 짜증이 나거나 우울하다면 의식적으로 기분 전환을 하자. 또한 충분한 수면 시간을 확보하고, 무리를 하지 않는 것이 중요하다. 나 역시 의사라는 직업 특성상 매일 스트레스에 노출되어 있다. 피곤하다고 느껴질 때는 우선 녹지가 있는 공간에서 시간을 보내거나, 그럴 여유가 없을 때는 좋아하는 가수(참고로 나는 후지이 카제라는 가수의 음악을 무척 좋아한다.)의 음악을 듣는다. 때로는 '될 대로 되겠지' 하고 마음을 편히 내려놓기도 한다. 여러분도 자신이 좋아하는 일, 즐거운 일을 통해 기분을 환기하길 바란다.

깊은 호흡으로 되살리는 신장 활력

앞서 설명한 자율신경과 깊은 관련이 있는 것이 바로 호흡이다. 짧은 리듬으로 가쁘게 쉬는 얕은 호흡은 교감신경을 자극하고, 천천히 내쉰 뒤 들이마시는 깊은 호흡은 부교감신경을 자극한다. 따라서 자율신경의 균형을 맞추고 정신 상태를 안정시키기 위해서는 깊은 호흡을 통해 부교감신경이 우위에 서도록 하는 것이 효과적이다.

깊은 호흡을 하기 위해서는 복식호흡을 익히는 것이 도움이 된다. 복식호흡은 하루에 몇 번을 해도 괜찮다. 특히 잠자리에 들기 전이 가장 좋은 타이밍으로, 수면의 질을 높이는 효과도 기대할 수 있다.

신장 관리에 효과가 있는 깊은 호흡

얕은 호흡을 하면 몸은 항상 긴장 상태가 되어 제대로 이완할 수 없다. 신장은 매우 섬세한 장기이기 때문에, 늘 날카롭게 긴장한 상태가 지속되면 신장 역시 긴장을 풀지 못하고 지쳐 버린다.

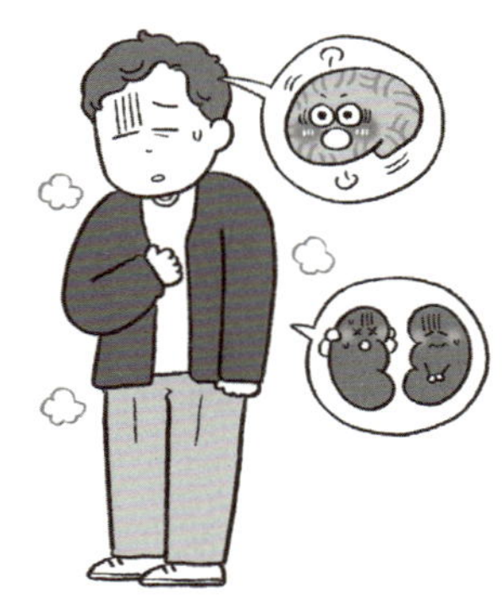

깊은 호흡이 습관화된다! 복식호흡으로 신장 유지 관리

자율신경을 정돈하는 데 도움이 되는 깊은 호흡을 익히기 위한 훈련이다. 하루에 몇 차례 반복하면 자연스럽게 깊은 호흡이 가능해진다.

① 반듯이 누워 두 발을 어깨너비로 벌리고 무릎을 세운다. 한 손은 배 위에, 다른 한 손은 가슴 위에 둔다.

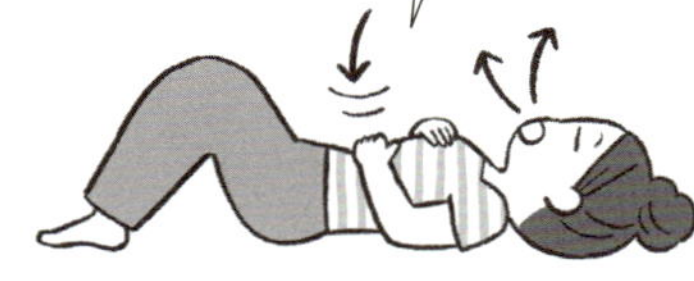

② 3초 동안 배를 집어넣으면서 숨을 내쉬고 3초간 멈춘다. 익숙해지면 5초까지 늘린다.

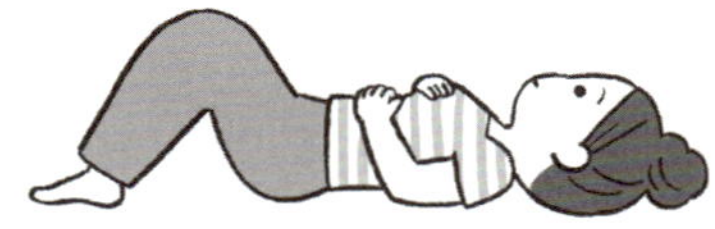

③ 3초 동안 배를 부풀리면서 숨을 들이마신다. 익숙해지면 5초까지 늘린다.

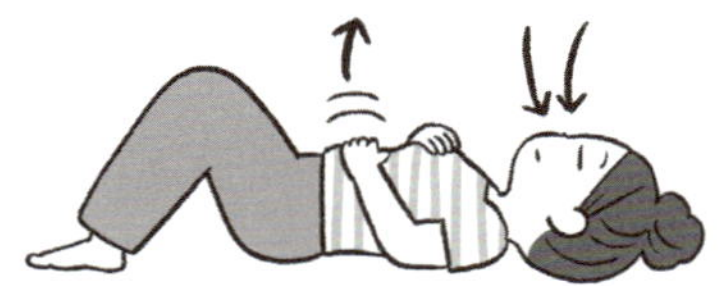

신장 건강의 가장 확실한 방법, 운동

약 20년 전부터 근육이 분비하는 호르몬의 한 종류인 '마이오카인Myokine'이 큰 주목을 받고 있다. 마이오카인은 수십 종류가 있으며, 대부분은 운동 시 근육을 움직일 때 분비된다. 그리고 근육 자체에만 작용하는 것이 아니라 혈류를 타고 이동해 다양한 장기에 영향을 미친다는 사실이 밝혀졌다. 대표적인 마이오카인은 뇌에서 신경세포를 활성화하는 '이리신Irisin'이다. 이리신은 비만과 당뇨병을 예방할 뿐 아니라 신장의 기능을 보호한다는 자료도 있다. 이 밖에도 근육이 늘어나면 신장을 보호하는 효과가 있다는 보고가 있다. 근육과 신장이 서로 영향을 미치는 상태를 일본에선 '근신연관筋腎連関'이라고 부른다. 이에 따라 유산소 운동과 적절한 근력 운동이 환자에게 권장된다.

근육은 나이와 관계없이 단련하면 늘어난다. 따라서 80세나 90세가 되어도 근육량을 늘려 마이오카인의 분비를 증가시키는 것이 충분히 가능하다. 부디 유산소 운동과 근력 운동을 꾸준히 실천하길 바란다.

유산소 운동으로 특히 추천하고 싶은 것은 걷기다. 하루 20~60분을 주 3~5회 실시하는 것이 좋다고 알려졌지만, 고령자나 근력이 떨어진 사람은 무리하지 말고 자신의 속도에 맞게 산책하는 정도로도 충분하다. 걸을 때는 물을 수시로 마셔 탈수를 예방하도록 한다. 간혹 성실한 환자 중에는 폭염이나 폭우가 와도 매일 걷기를 해야 한다며 강박적인 모습을 보이는 경우도 있다. 하지만 지나치면 스트레스가 쌓일 뿐 아니라, 넘어짐 등 예상치 못한 사고가 발생하기 쉬워진다. 날씨가 좋지 않을 때는 집 안을 걷는 것만으로도 충분하다.

근력 운동은 무리하지 않으면서 하체 근육을 단련할 수 있는 방법을 추천한다. 우리 몸 중 엉덩이와 허벅지에는 큰 근육이 모여 있다. 따라서 하체를 강화하면 효율적으로 근육량을 늘릴 수 있다. 내가 실천하고 있는 근력 운동은 '무릎 들어올리기'이다. 하체를 균형 있게 강화하는 효과가 있다. 근력이 약한 사람은 휘청거릴 수 있어 위험하므로 의자 등받이 등 사물을 잡고 실시하길 바란다. 무엇보다 무리는 금물이다.

유산소 운동과 근력 운동 모두, 몸에 이상이 느껴질 때는 중단해야 한다. 또한 숨이 가빠질 정도까지 해서도 안 된다. 신장 질환이 진행된 환자는 반드시 주치의와 상의한 뒤 운동을 시작하도록 한다.

좌우 각 3회 실시

무릎 들어올리기

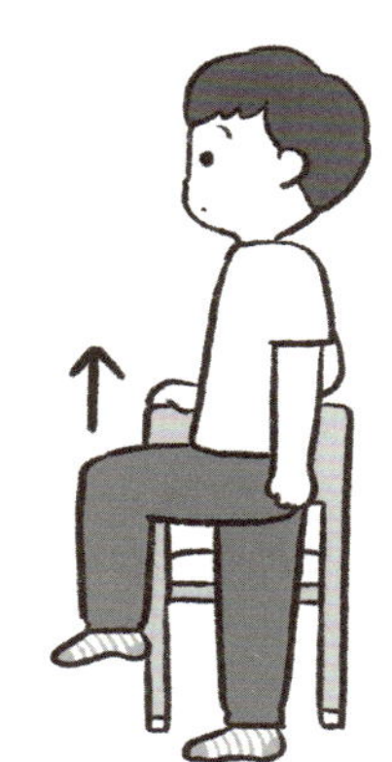

① 의자 옆에 서서 등을 곧게 펴고, 의자 등받이(의자가 없다면 벽도 괜찮다.)에 손을 댄다.

② 한쪽 허벅지를 바닥과 평행이 될 때까지 천천히 들어 올린다. 처음에는 무리가 되지 않는 높이까지만 들어올려도 충분하다.

③ 무릎을 충분히 들어 올린 뒤 천천히 원래 위치로 되돌린다. 이를 좌우 각각 3회 반복한다. 익숙해지면 횟수를 늘려 간다.

서서 하기 어려운 경우에는
의자에 앉아서 해도 OK.

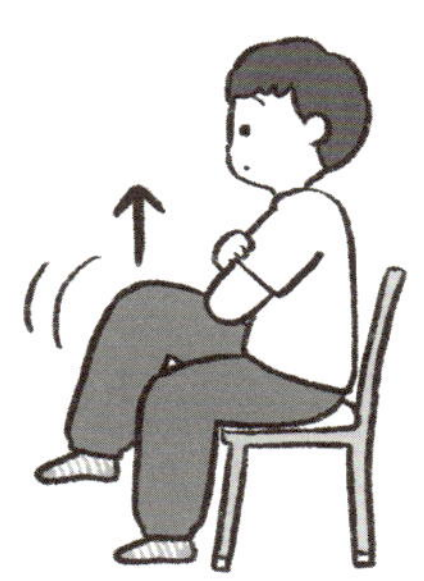
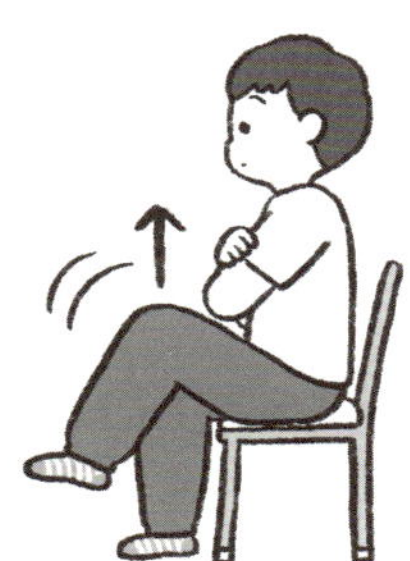

① 등을 곧게 펴고 앉은 뒤(의자에 깊게 기대지 않도록 한다.) 양팔을 가볍게 모은다.

② 한쪽 허벅지를 무리가 가지 않는 높이까지 천천히 들어 올린다.

③ 무릎을 충분히 들어올린 뒤 천천히 원래 위치로 되돌린다. 이를 좌우 각각 3회 반복한다. 익숙해지면 횟수를 늘려 간다.

선택이 아닌 필수, 금연

건강에 나쁜 생활 습관으로 늘 함께 거론되는 것은 흡연과 음주이다. 의외일 수도 있지만, 신장에 한정해 보면 음주가 악영향을 준다는 뚜렷한 근거는 현재까지 보고되지 않았다. 반면 흡연의 해로움에 대해서는 두 손가락으로도 다 셀 수 없을 만큼 많은 연구 결과가 보고되어 있다.

우선 하루에 담배를 20개비 이상 피우는 흡연자는 피우지 않는 사람에 비해 말기신장손상에 이를 확률이 2배 이상 높다고 알려져 있다. 또한 흡연하는 사람은 신장 기능이 저하되는 속도가 그렇지 않은 사람보다 2배 빠르다는 데이터도 있다. 그 속도는 흡연량에 비례하므로, 담배를 자주 피울수록 신장 기능이 더 빠르게 떨어진다는 뜻이다.

가는 혈관의 집합체인 신장은 혈관 상태가 기능을 크게 좌우한다. 담배에 포함된 니코틴은 혈관을 수축시키기 때문에 혈류를 감소시키는 동시에 혈압을 상승시킨다. 또한 흡연자는 혈당이 잘 내려가지 않는데, 이는 비흡연자보다 혈액 속에 불필요한 포도당이 더 오래 떠다니게 되어 혈관이 손상될 위험이 커진다는 의미이다. 그 결과 신장도 큰 손상을 입어 기능 저하를 초래할 가능성이 커진다.

신장뿐 아니라 흡연은 암, 뇌졸중, 심근경색, 위·십이지장 궤양, 치주병 등의 위험을 높이는 것으로 알려져 있다. 참고로 신종 코로나바이러스 감염증이 확산했을 때, 흡연자는 폐포(허파꽈리)주변에 염증이 생기는 이른바 간질성 폐질환이 더 중증으로 진행되기 쉽다고 여겨졌다.

문제는 이러한 담배의 폐해가 흡연자 본인에게만 그치지 않고 주변 사람에게도 미친다는 점이다. 간접흡연으로 직접 흡연과 같은 건강 피해를 보게 된다.

노화에 따른 신장 기능 저하는 자연스러운 현상이지만, 흡연은 그 저하를 가속한다. 그래서 어떻게 해서든 금연하길 바란다. 스트레스를 느끼면 도저히 담배를 끊기 어렵다는 사람은 이전에 소개한 스트레스 해소 효과가 있는 복식호흡을 시도해 보길 바란다. 기분 전환을 통해 담배를 피우지 않아도 되는 상태를 만들어 가자.

제5장

신장이 보내는 SOS 신호

참을성 강한 신장도 때로는 약한 소리를 낸다.
큰 문제로 이어지지 않도록 가능한 한 빨리 SOS 신호를
알아차릴 수 있는 지식을 갖춰 두자.

내 신장은 괜찮을까?

내 신장이 SOS 신호를 보내고 있지는 않은지 확인해 보자.
다음 항목 중에서 해당하는 것이 몇 개나 있는가?

☐ 밤에 한 번 이상 화장실 때문에 잠에서 깬다

☐ 다리에 쥐가 자주 난다

☐ 50세 이상이다

☐ 소변 검사에서 요단백이 나왔다

☐ 크레아티닌 수치가 높다

☐ 혈압이 높다

☐ 요산 수치가 높다

☐ 가족 중에 신장병 환자가 있다

☐ 가공식품을 자주 먹는다

☐ 단 것을 좋아한다

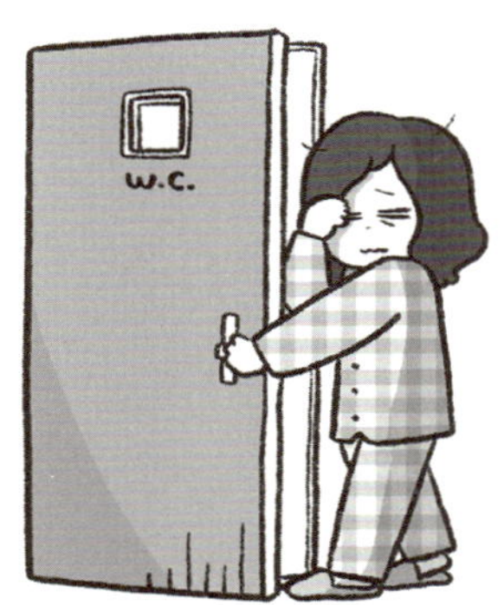

□ 얼굴이나 다리의 부기가 신경 쓰인다

□ 혈당 수치가 높다

□ 고기를 좋아한다

□ 담배를 피운다

□ 쉽게 짜증이 난다

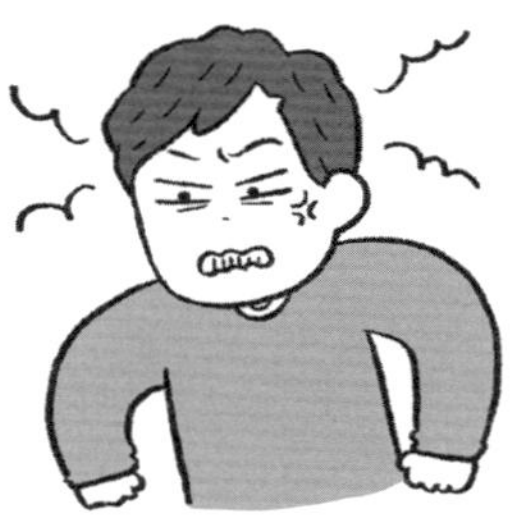

해당하는 항목이 많을수록 신장 기능이 저하되어 있을 위험성이 높다.

소변으로 살펴보는 신장 건강

이전 쪽의 체크 항목은 어땠는가? 신장 기능 저하를 조기에 발견하는 데에는 평소 소변 상태를 체크하는 것도 도움이 된다. 만약 체크한 항목이 많아 불안하다면, 다음의 글을 읽고 스스로의 소변 상태를 확인해 보자.

색

신장에 염증이 있거나 요로에 이상이 있으면, 소변에 혈액이 섞여 붉거나 분홍색을 띤다. 이것이 혈뇨이다.

거품

소변에 거품이 많고 쉽게 사라지지 않는 경우, 신장의 여과 기능이 손상되어 소변에 단백질이 많이 포함되어 있을 수 있다. 이것이 단백뇨이다.

냄새

소변에서 단내가 날 때에는 소변에 포도당이 많이 포함된 요당 상태로, 이는 당뇨병이나 신장 기능 저하의 가능성이 있다.

탁함

소변이 뿌옇게 보이는 경우, 비뇨기계 감염증이나 신장의 이상이 의심된다.

횟수

신장 기능이 저하되면 소변을 농축하는 힘이 약해져 밤에 화장실에 가는 횟수가 늘어나는 경향이 있다. 반대로 소변이 거의 나오지 않는다면 급성신장장애의 위험성이 있다. 평소 자신의 소변 횟수를 인지하는 것이 중요하다.

나는 환자들에게 소변색이 지나치게 진하거나, 걱정되는 변화가 있으면 스마트폰 카메라로 촬영해 두라고 조언한다. 의사가 실제로 색과 상태를 직접 보는 편이 보다 정확한 판단에 도움이 되기 때문이다. 스스로 판단하기 어려울 때는 이 방법을 활용해 보자.

약국 등에서 집에서도 간단히 단백뇨나 요당을 확인할 수 있는 소변 검사 키트가 판매되고 있다. 소변 체크에서 신경 쓰이는 점이 있었다면, 먼저 소변 검사 키트를 사용해 보는 것도 좋다.

여기서 소개한 내용은 어디까지나 집에서 할 수 있는 간이 체크이다. 자신의 신장 상태를 정확히 확인하고 싶다면 반드시 의료기관에서 검사가 필요하다. 또한 소변 검사 키트에서 문제가 없다는 결과가 나왔더라도, 갑자기 소변이 거의 나오지 않거나 반대로 지나치게 많이 나오고 여기에 극심한 피로감이나 부기가 동반될 때는 즉시 병원에 가서 진료받아야 한다. 자가 판단은 금물이다.

검사 결과를 이해하기 위한 기초 지식

'침묵의 장기'라고 불리는 신장은 기능이 크게 떨어지기 전까지 거의 자각 증상이 나타나지 않는다. 따라서 정기적으로 검사를 받아 조기에 이상을 발견하는 것이 중요하다.

여기에서는 신장 상태를 판단하는 주요 검사 항목에 관해 설명한다.

혈액요소질소(BUN)

요소질소는 체내에서 단백질이 사용된 뒤 생성되는 노폐물이다. 혈액요소질소는 혈액 속에 포함된 요소질소의 양을 나타낸다. 요소질소는 혈액의 필터 역할을 하는 사구체에서 여과되어 소변으로 배설된다.

그러나 신장 기능이 저하되면 충분히 여과되지 못하고 혈액 속에 축적되고, 그 결과 혈액요소질소 수치가 높아진다.

단백뇨

단백질은 몸에 필요한 물질이므로, 거의 소변에 섞여 나오지 않는다. 그러나 사구체의 기능에 장애가 생기면 단백질이 소변으로 빠져나오기 시작한다.

단백뇨는 검사 당시나 검사 전의 컨디션, 발열, 운동량, 스트레스, 식사 등에 영향받는다. 요단백 검사 수치는 −, ±, 1+, 2+, 3+, 4+로 표시되며 −가 정상이고 ± 이상이면 단백뇨가 의심되는 상태다. 다만 피로한 상태에서 검사받았을 때 ±가 나오는 경우도 있다. ±에서 2+까지의 수치가 지속된다면, 신장질환이나 신장 기능 저하가 의심되므로 반드시 정밀 검사를 받아야 한다.

혈청 크레아티닌

크레아티닌은 근육이 에너지를 사용할 때 생성된다. 건강한 상태에서는 혈액을 통해 신장으로 운반되어 소변으로 배설된다. 그러나 사구체의 여과 기능이 저하되면 크레아티닌이 혈액 속에 증가한다. 따라서 혈청 크레아티닌 수치가 높을수록 여과 기능이 떨어져 있음을 의미한다.

추정 사구체여과율(eGFR)

사구체여과율GFR은 사구체가 혈액을 얼마나 여과할 수 있는지를 나타내는 지표다. 정확한 사구체여과율을 측정하려면 번거로운 절차가 필요하므로, 혈청 크레아티닌값을 이용해 사구체여과율의 추정치를 계산한다. 이것이 추정 사구체여과율이다. 추정 사구체여과율은 혈청 크레아티닌, 나이, 성별을 바탕으로 산출한다. 단위는 mL/분/1.73m²이다.

알부민뇨

알부민은 혈액 속에 가장 많이 존재하는 단백질이다. 단백질 중에서는 비교적 크기가 작아 정상적으로는 소변으로 거의 배출되지 않지만, 신장에 장애가 생기면 배출량이 증가하기 시작한다.

알부민이 미량으로 배출되는 초기 단계부터 확인할 수 있는 것이 바로 미세(미량) 알부민뇨 검사다. 이러한 특성 때문에 이 검사는 요단백이나 혈청 크레아티닌보다 더 빨리 신장 기능 저하를 확인할 수 있다.

알아 두어야 할 주요 신장병

신장병에는 급격하게 신장 기능이 떨어지는 급성신장손상과, 서서히 진행하는 만성신장질환이 있다. 두 질환 모두 방치하면 위험하지만, 만성신장질환은 환자 수가 많음에도 불구하고 방치하는 사람이 많다. 이제부터 만성신장질환의 종류를 함께 살펴보자.

만성신장질환(만성콩팥병, CKD)

만성신장질환은 신장의 기능이 만성적으로 저하된 상태나, 소변에 단백질이 섞여 나오고 있는 상태(단백뇨)의 총칭이다. 다음 두 가지 가운데 하나 이상이 3개월 이상 지속되면 만성신장질환으로 진단한다.

- 소변 검사, 혈액 검사, 영상 검사 등에서 신장 손상이 명확히

확인된다(특히 단백뇨가 0.15 g/gCr 이상, 또는 알부민뇨가 30 mg/gCr 이상일 때).

- 사구체여과율이 60mL/분/1.73㎡ 미만이다.

만성신장질환에는 몇 가지 종류가 있다. 그중에서도 최근 투석 환자가 증가하고 있는 질환이 '당뇨병성 신증(135쪽 참조)'과 '신경화증(137쪽 참조)'이다. 당뇨병성 신증은 당뇨병, 신경화증은 고혈압과 관련이 있다. 이들 질환은 동맥경화를 진행시켜 뇌졸중이나 심근경색을 일으킨다. 2012년 자료에 따르면 만성신장질환 환자 수는 일본에서 약 1,330만 명으로, 이는 성인 약 8명 중 1명꼴에 해당한다.

신장병은 결코 남의 일이 아니다

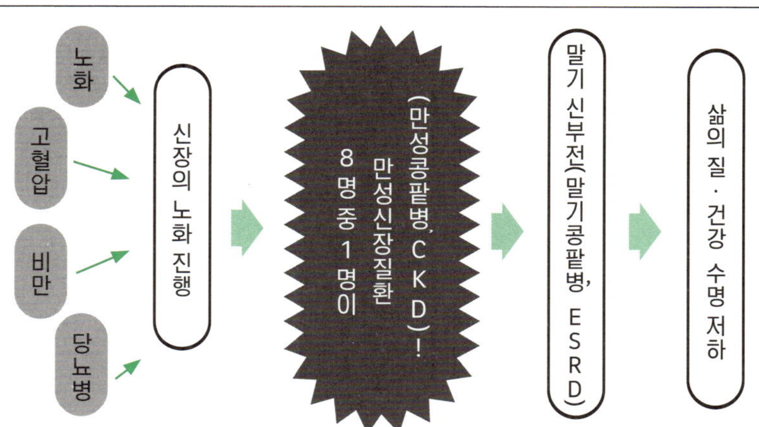

과식이 일상화된 시대인 현대 사회에는 신장의 노화를 가속하는 요인이 과거보다 훨씬 많다. 성인 8명 중 1명이 만성신장질환이라는 통계도 놀랄 일만은 아니다.

만성신장질환(CKD)의 중증도 분류

원인 질환	단백뇨 구분		A1	A2	A3
당뇨병 관련 신장병	요알부민 정량 (mg/일)		정상	미세 알부민뇨	현성 알부민뇨
	요알부민/Cr비 (mg/gCr)		30 미만	30~299	300 이상
고혈압성 신경화증 신장염 다낭성 신장병 이식 신장 원인 불명 기타	단백질 정량 (g/일) 단백/Cr 비 (g/gCr)		정상 단백뇨	경도 단백뇨	고도 단백뇨
			0.15 미만	0.15~ 0.49	0.50 이상
GFR 구분 (mL/분 /1.73m^2)	G1	정상 또는 정상 상한치	≥90		
	G2	정상 또는 경도 저하	60~ 89		
	G3a	경도~중등도 저하	45~ 59		
	G3b	경도~중등도 저하	30~ 44		
	G4	고도 저하	15~ 29		
	G5	고도 저하~ 말기신부전	<15		

출처: 일본신장학회 편찬, 도쿄의학사 발간 「CKD 진료 가이드라인 2012」 일부 개정

중증도는 원인 질환·사구체여과율(GFR) 구분·단백뇨 구분을 종합해 단계로 평가한다. 만성신장질환의 중증도는 사망, 말기신부전, 심혈관 사망 발병의 위험을 기준으로 ■ , ■ , ■ (색표시별)의 순으로 단계가 올라갈수록 위험도가 상승한다.

만성신장질환(CKD)의 단계별 증상

CKD 단계	eGFR 값	신장 기능 상태	증상	치료법
G1	≥90	거의 정상	자각 증상 없음	
G2	60 ~ 89	신기능 저하	자각 증상 없음 (단백뇨, 혈뇨)	생활 습관 개선 식이요법 약물 치료
G3a	45 ~ 59	중등도 저하	부종, 야간 다뇨, 쉽게 피로함	
G3b	30 ~ 44	중등도 저하		
G4	15 ~ 29	고도 저하	부종, 고혈압, 빈혈, 숨참, 소변량 감소	
G5	<15	말기신부전	요독증의 진행에 따른 호흡곤란, 심부전, 의식장애	신장 대체 요법 (투석 치료·신장 이식)

출처: 일본신장학회 편찬, 도쿄의학사 발간 「CKD 진료 가이드라인 2012」 일부 개정

당뇨병성 신증

당뇨병은 혈액 속 포도당글루코스 농도가 높은 상태가 지속되는 병이다. 그 합병증 중 하나가 당뇨병성 신증이다.

당뇨병으로 인해 온몸의 동맥에 서서히 이상이 생기는데, 이때 신장의 사구체에 있는 모세혈관도 손상된다. 사구체는 모세혈관이 실타래처럼 둥글게 말린 구조를 하고 있다(29쪽 참조). 이 모세혈관을 지탱해 실타래 형태를 유지하게 하는 것이 바로 '메산지움 기질'이다. 당뇨병으로 혈당이 높은 상태가 오래 지속되면 메산지움 기질이 점점 부풀어 오른다. 그러면 그 두께 때문에 주변의 모세혈관이 눌려 혈류가 정체된다. 이렇게 사구체 안의 모세혈관에서 혈류가 나빠지면, 사구체로 혈액을 보내는 혈관(수입세동맥)의 혈압이 높아진다. 그 결과 압력을 견디지 못한 사구체가 손상되어 버린다.

예를 들어 욕실의 샤워기를 떠올려 보자. 샤워기 헤드의 구멍이 막혀 물이 잘 나오지 않으면, 호스가 비정상적인 수압을 계속 받으면서 점점 약해지고, 결국 터지게 된다. 이와 같은 일이 사구체에서도 벌어지는 것이다.

설령 사구체 수가 줄어들더라도, 심장에서 신장으로 보내지는 혈액의 양은 변하지 않는다. 그 때문에 손상된 사구체의 몫까지 남은 사구체는 과도한 일을 떠맡게 되고, 결국 하나둘 사구체의 기능을 잃고 사라진다. 이렇게 신장은 서서히 기능 부전에 빠지게 된다.

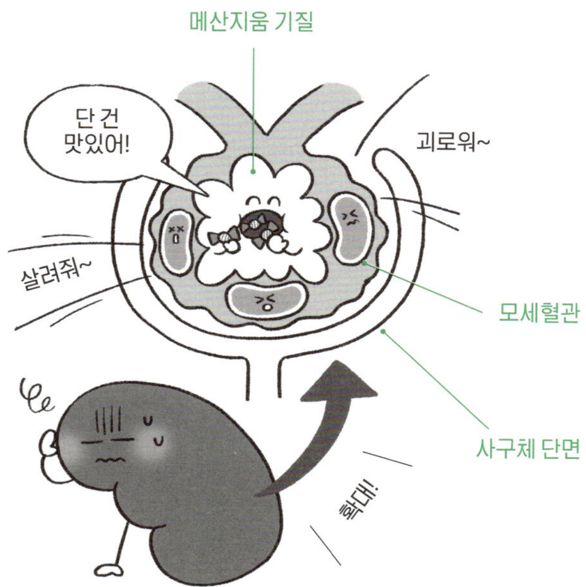

혈당이 높은 상태가 계속되면, 사구체 내부에 있는 메산지움 기질의 세포 안으로 당이 대량으로 흡수되어 부풀어 오르고, 주변의 모세혈관을 압박한다. 이에 따라 사구체 안의 혈류가 나빠지고, 혈액을 여과하는 기능도 저하된다. 당뇨병이 만성신장질환으로 직결되는 이유는 바로 이런 메커니즘 때문이다.

1998년에는 당뇨병성 신증이 투석요법을 하는 원인 질환 1위가 되었을 정도로 매우 심각한 질환이 되었다.

신경화증

'신경화증'이란 고혈압으로 인해 신장의 혈관에 동맥경화가 생긴 상태를 말한다. 신장 혈관이 손상되어 혈류가 부족해지면, 세뇨관이나 세뇨관을 둘러싼 간질 등이 점점 딱딱해진다. 이와 함께 사구체의 모세혈관도 손상된다. 이렇게 되면 신장이 위축되어 딱딱해지는 것이다.

신경화증의 치료로는 생활 습관 교정과 항고혈압제 처방이 이뤄진다.

만성 사구체신염

'만성 사구체신염'은 사구체가 만성적인 염증을 일으키는 질환의 총칭이다. 주요 증상으로는 소변에 혈액이 섞이는 혈뇨, 단백질이 섞여 나오는 단백뇨가 있다.

만성 사구체신염의 약 50퍼센트를 차지하는 것이 '면역글로불린A[IgA] 신증'이다. 면역글로불린A는 면역 반응을 일으키는 항체 단백질이다. 우리 몸에는 세균이나 바이러스 같은 병원체가 침입했을 때 이를 제거하는 기능이 갖춰져 있는데, 이때 작동하는 것이 바로 항체다. 면역글로불린A는 주로 목의 표면이나 기관지 안쪽 점막에서 병원체가 점막 깊숙이 침투하는 것을 막는다. 그런데 이 면역글로불린A가 어떤 이유에서인지, 목이나 기관지와 멀리 떨어진 신장에 침착되기도 한다. 구체적으로는 사구체 모세혈관 사이에 있는 메산지움 기질에 침착해 작은 염증을 일으킨다. 이 염증으로 사구체의 모세혈관이 손상되는 것이 면역글로불린A 신증이다.

면역글로불린A 신증을 포함한 만성 사구체신염의 치료에는 면역을 억제하는 스테로이드(부신피질호르몬) 요법이 상당한 효과를 보인다.

신장 기능 악화에 따른 투석 치료

투석이란 제 기능을 하지 못하게 된 신장을 대신해 혈액 속 노폐물과 과도한 수분을 제거하여 정화하는 치료법으로, '혈액투석'과 '복막투석' 두 종류가 있다.

혈액투석

혈액투석은 팔의 혈관에 바늘을 삽입한 뒤, 펌프를 이용해 체내에서 혈액을 빼내고, 혈액투석기다이얼라이저를 통해 혈액 속 노폐물과 과잉 수분을 걸러낸 뒤 정화된 혈액을 다시 체내로 되돌려 보내는 치료법이다. 일반적으로 혈액투석은 주 3회, 1회에 4시간 정도 시행한다.

혈액투석을 하려면 체내에서 많은 양의 혈액을 연속적으로 꺼내 순환시킬 수 있어야 한다. 이를 위해 정맥과 동맥을 연결해 '션트vascular access'라는 굵은 혈관을 만드는 수술을 투석 시작 전에 시행한다.

복막투석

복막투석은 복강 내에 투석액을 주입한 뒤, 체내에서 혈액을 정화하는 방법이다. 복강에 투석액을 일정 시간 머물게 두면, 복막의 가는 혈관을 통해 혈액 속 노폐물이나 불필요한 수분이 투석액으로 이동한다. 그 투석액을 체외로 배출함으로써 혈액 속 노폐물이 제거된다. 복막투석을 하려면 관을 배에 삽입하는 수술이 필요하다.

일반적으로 복막투석을 시행할 수 있는 기간은 5~8년 정도로 알려져 있다. 복막투석으로 제거할 수 있는 노폐물과 수분의 양은 한계가 있으므로, 신장 기능이 더 저하되어 복막 기능이 나빠지면 혈액투석으로의 전환을 고려해야 한다.

복막투석은 하루 3~4회 시행하며, 1회에 1.5~2리터 정도의 투석액을 넣고 뺀다. 매일 시간을 들여 천천히 투석이 이루어지기 때문에, 혈액투석에 비해 몸에 부담이 적고, 남아 있는 신장 기능이 더 오래 유지된다는 장점이 있다.

또한 신장이 기능하고 있는 동안에는 식사 제한도 비교적 덜 엄격하다. 병원 방문도 월 1~2회 정도로 적기 때문에 비교적 자유로운 생활이 가능하다.

일본에서는 해마다 3만 명이 넘는 사람들이 새롭게 투석을 시작하고 있다. 투석 환자 총수는 무려 30만 명을 넘는다. 이는 국민 400명 중 1명, 고령자만 놓고 보면 100명 중 1명꼴이 된다. 투석이 필요한 환자는 이제 결코 드물지 않다.

신장병과 식이 제한의 오해

신장 기능은 요단백과 사구체여과율GFR을 바탕으로 5개의 단계로 분류되어 있다. 과거에는 신장 기능이 떨어진 사람에게 단백질이나 염분, 칼륨 등을 엄격하게 제한하는 식이 지도가 이루어져 왔다.

그러나 고령자의 경우에는 영양 불량이 오히려 생명에 더 큰 위험이 되기도 한다. 이 때문에 최근에는 과도한 단백질 제한을 권장하지 않고 있다. 중요한 것은 현재 자신의 단계에 맞는 식단 조절이다. 스스로 극단적인 식이 제한을 하는 것은 오히려 역효과가 될 수도 있다는 점을 염두하자. 자세한 내용은 다음 표를 참조하기를 바란다.

만성신장질환(CKD)의 단계별 1일 식사요법 기준

단계	에너지(kcal)	단백질(g/ 표준체중 1kg당)	식염	칼륨
단계1 (GFR≥90)		과도한 섭취 피하기		제한 없음
단계2 (GFR 60~89)				
단계3a (GFR 45~59)	단계1 (GFR≥90)	0.8~1.0g	3≤ <6 3g 이상 6g 미만	
단계3b (GFR 30~44)				≤2,000g 이하
단계4 (GFR 15~29)		0.6~0.8g		≤1,500g 이하
단계5 (GFR <15)				
혈액투석	단계1 (GFR≥90)	0.9~1.2g	<6g 미만	≤2,000g 이하
복막투석	표준체중× 30~35kcal	0.9~1.2g	PD 제거량(L) ×7.5 + 소변량(L)×5	제한 없음

출처: 일본신장학회 편찬, 도쿄의학사 발간 「만성신장질환에 대한 식사요법 기준 2014년 판」 일부 개정 ※ 표준체중=키(미터)×키(미터)×22

제6장

신장 전문의가 알려 주는 신장 관리 루틴

신장 전문의는 어떻게 신장 건강을 지킬까?
신장 전문의가 직접 실천하는 생활 방식은
신장 유지 관리를 위한 좋은 길잡이가 될 것이다.

신장 관리를 위한 하루 세 끼 원칙

부끄럽지만 약 10년 전까지 나는 꽤 뚱뚱했었다. 키 177센티미터에 체중은 무려 95킬로그램이었다. '이러다 병에 걸리겠다'라는 위기감이 들어 당질이 많은 밥이나 빵, 면류부터 피하기 시작했다. 그러자 반년 만에 체중이 75킬로그램까지 줄었다. 그때 이후로도 감량한 체중을 지금도 계속 유지하고 있다. 현재 나는 기본적으로 이전 장에서 소개한 '16:8 간헐적 단식'을 실천하고 있다. 저녁 식사는 20시까지 마치고 다음 날 점심까지는 음료만 섭취한다. 구체적인 식사법은 다음과 같다.

아침 식사

해독과 자율신경 조절 효과가 있는 미지근한 야초차*를 마신다. 특히 유기농 쇠뜨기차를 추천한다.

* 야생 식물을 말려 우린 차. 약초차라고도 한다.

점심 식사

아침에 미리 준비한 녹황색 채소 샐러드와 과일 도시락을 먹는다.(집에 다시 들를 수 없으니, 밀폐 용기에 담아 온다.)

저녁 식사

크게 제한을 두지 않고 먹고 싶은 것을 먹고 싶은 만큼 먹는다. 다만 원칙으로 채식과 일본식 식단을 중심으로 하며, 식재료를 가공하지 않고 통째로 먹는 '홀푸드Whole Food'를 실천하고 있다. 홀푸드란, 식재료를 가급적 가공하지 않고 본래의 형태에 가깝게 먹는 방식을 말한다. 채소나 과일은 가능한 범위에서 껍질째 먹는다. 단, 껍질째 먹을 때는 반드시 무농약 재배 제품을 선택한다.

가끔은 친구들과 외식할 때도 있다. 이때 "나는 채식주의야!" 같은 말을 하면 분위기가 싸해질 게 뻔하다. 인간관계도 중요하기 때문에 주변 사람들이 먹고 마시는 것을 나도 함께 먹는다. 역시 식사는 즐기는 것이 중요하다. 잘 씹고, 제대로 맛보며, 떠들썩하게 대화도 나눈다. 이런 즐거운 시간이 자연스럽게 일에서 쌓인 스트레스도 풀어준다.

단백질 부족을 해결하는 식단

나는 외식 같은 예외적인 경우를 빼면, 단백질은 콩 제품 등에 포함된 식물성 단백질을 중심으로 섭취한다. 하지만 고기·생선·달걀 같은 동물성 단백질을 배제하는 것은 아니다. 동물성 식품이 더 적은 양으로도 많은 단백질을 섭취할 수 있기 때문이다. 특히 식사량이 적은 사람은 하루 세 끼 중 두 끼는 식물성 위주로, 한 끼는 동물성 위주로 식단을 구성하는 편이 단백질 부족 위험을 줄일 수 있다.

주의해야 할 점은 주식인 밥과 빵이다. 현미나 잡곡밥, 통밀빵이나 통밀면은 혈당 상승은 완만하지만 인 함량이 높으므로 매 끼니 먹는 것은 피하는 편이 좋다. 곡류는 도정도가 높을수록 인 함유량이 적다. 따라서 밥은 백미, 빵은 쌀빵을 추천한다. 단, 반드시 반찬(특히 채소 반찬)을 먼저 먹도록 한다.

다음 쪽부터는 신장 유지 관리에 도움이 되는 식재료를 사용하면서 단백질을 잘 섭취할 수 있는 식단 구성을 소개한다. 신장에 부담을 주지 않는 단백질 섭취 방법의 힌트로 활용하기를 바란다. 모든 재료를 꼭 똑같이 갖출 필요는 없다. 응용하기 쉽도록 일부러 구체적인 조리법은 싣지 않았다. 다만, 염분을 줄이고 인 과다 섭취를 피하는 것은(특히 가공식품 사용을 최대한 줄이기) 잊지 말자!

식단 1
냉장고 속 채소 활용 식단

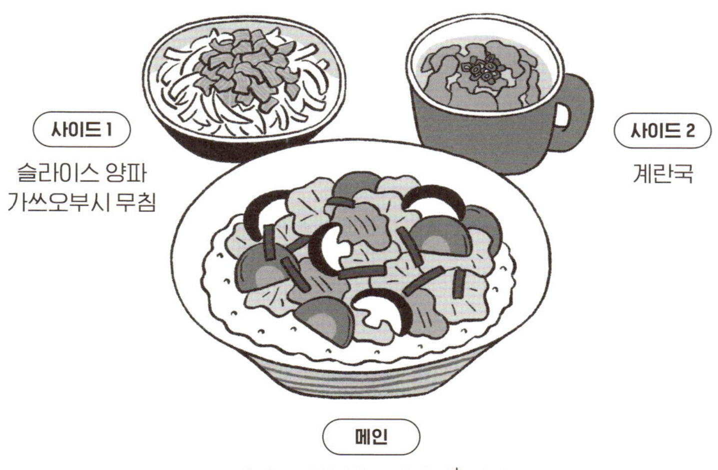

포인트 소량의 돼지고기에 채소와 버섯을 듬뿍 더한 덮밥이다. 앙카케는 만들기가 간단하고, 고기가 먹고 싶을 때 채소도 함께 많이 섭취할 수 있어 추천한다. 냉장고에 남은 채소를 활용할 수 있으니, 채소의 종류는 많으면 많을수록 좋다. 한편, 가열한 음식뿐 아니라 생채소 섭취도 필요하다. 이 식단에서는 케르세틴이 풍부한 양파를 섭취할 수 있도록 사이드를 한 가지 더 추가했다. 양파를 얇게 썰어 가쓰오부시를 무치고, 저염 폰즈 소스나 미네랄 소금을 약간 뿌려 먹는다. 돼지고기는 한 번 데쳐 사용하면 인 섭취를 줄일 수 있다.

* 국물에 전분(물)을 넣어 걸쭉하게 만든 소스를 뜻한다. –편집자 주

식단 2
항산화 식재료가 듬뿍 들어간 식단

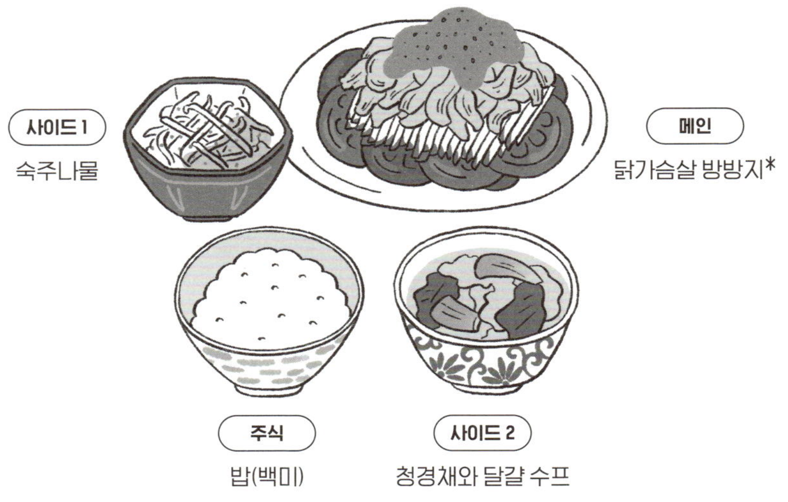

포인트 비교적 저렴하고 구하기 쉬운 닭고기, 숙주, 달걀을 사용한 정식의 예시다. 닭가슴살에 항산화 작용이 강한 토마토와 오이를 곁들이고, 흰 참깨 페이스트에 폰즈를 섞은 소스를 뿌리면 참깨의 영양까지 섭취할 수 있어 항산화 효과를 높일 수 있다. 소스에 단맛이 필요하면 설탕 대신 꿀을 사용한다. 오이 대신 데친 시금치나 소송채를 넣으면 포만감을 높일 수 있다. 숙주나물은 전자레인지로 익힌 뒤 참깨, 다진 마늘, 소금, 참기름을 약간 넣어 무치기만 하면 된다. 닭가슴살을 삶으면 인을 줄일 수 있어 안심하고 먹을 수 있다.

*닭고기를 삶은 후에 가늘게 찢어서 그 위에 소스를 뿌려 먹는 중국 쓰촨식 닭고기 냉채. 일본에서 많이 먹는 중화식 요리이다. ―편집자 주

<h1 style="text-align:center">식단 3
장내 환경을 개선하고 혈당 스파이크를 막는 식단</h1>

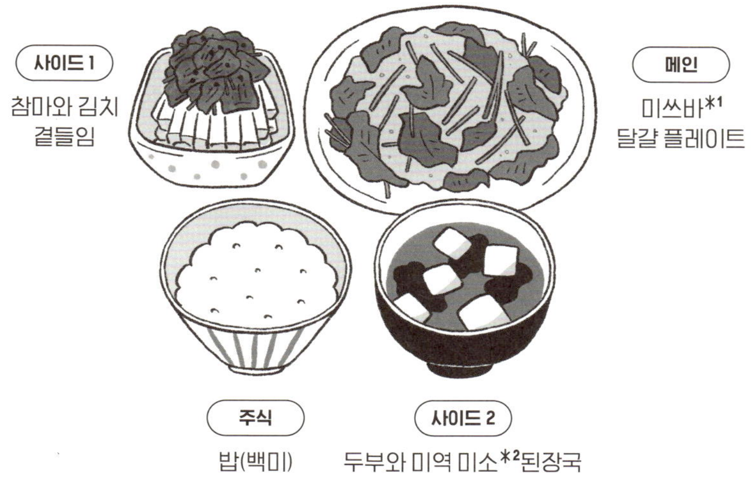

포인트 미쓰바를 듬뿍 넣고, 멘츠유*3와 달걀을 풀어 간단하게 만든 음식이 메인이다. 멘츠유를 넣고 달걀을 풀어 조리하기보다, 달걀과 미쓰바를 먼저 섞어 미쓰바의 식감이 살도록 살짝 볶아 밥 위에 올린 뒤 저염 간장을 조금만 뿌려 마무리한다. 기름과 함께 조리하면 비타민 흡수율도 높아진다. 향이 강한 미쓰바를 많이 쓰면 염분을 적게 해도 맛있게 먹을 수 있다. 사이드로는 혈당 상승을 억제하는 저항성 전분 Resistant Starch이 풍부한 참마와, 장내 환경을 개선하는 발효식품 김치를 곁들인다.

*1 일본 참나물 계열의 채소. 2 일본식 된장. 3 일본식 맛간장.

식단 4
항산화&항당화를 챙기는 무염 견과류 식단

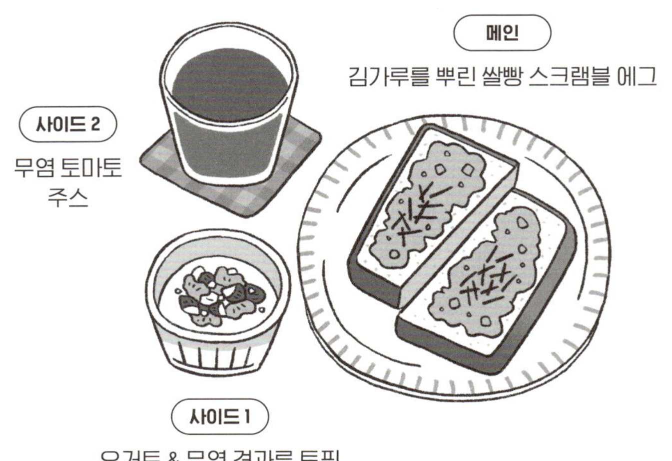

포인트 빵은 쌀빵을 추천한다. 쌀빵 위에 스크램블 에그를 올리고, 미네랄 소금과 후추 또는 저염 간장을 조금 뿌려 간을 맞춘다. 여기에 혈당 상승을 억제하는 잘게 썬 김을 뿌려준다. 사이드는 장 기능 개선에 도움이 되는 무당 요거트에 항산화·항당화 작용이 있는 무염 견과류를 토핑으로 올린다. 그리고 항산화 성분인 리코펜을 섭취할 수 있는 토마토 주스는 소금이나 과즙 등 당분이 첨가되지 않은 것을 선택해 마신다.

식단 5
간편한 식물성 단백질 듬뿍 식단

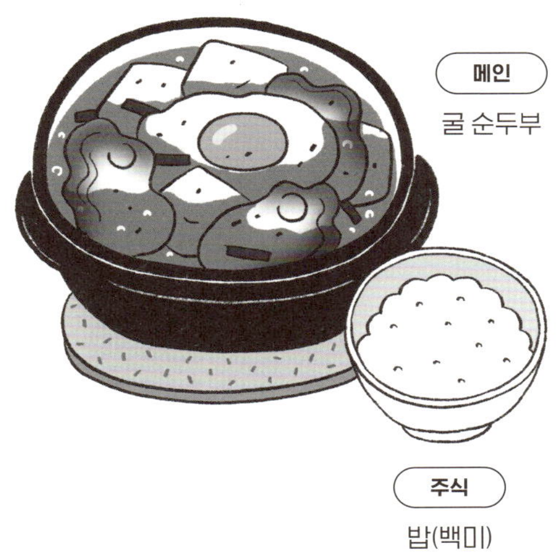

포인트 굴을 김치, 두부와 함께 끓이기만 하면 되어 조리가 간단하고, 사이드가 없어도 식물성 단백질을 비롯한 영양을 균형 있게 섭취할 수 있는 식단이다. 굴은 생굴도 좋지만, 냉동 굴을 사용하면 손질 없이 바로 조리할 수 있어 편리하다. 굴은 양질의 단백질뿐 아니라 비타민과 미네랄이 풍부하다. 어패류 중에서는 인 함유량이 비교적 적어 추천하는 식재료다. 또한 굴에 함유된 타우린은 콜레스테롤 흡수를 억제하여 혈압 정상화에도 도움이 된다.

피로 회복 효과가 뛰어난 식단

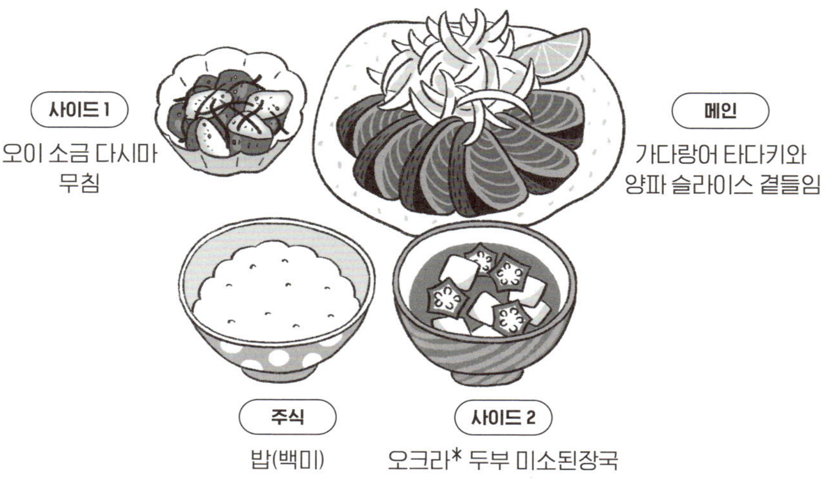

포인트 가다랑어 타다키(혹은 가다랑어 회) 위에 양파 슬라이스를 듬뿍 올리고, 올리브유와 미네랄 소금을 더한다. 비타민B군·DHA·EPA가 풍부한 가다랑어는 생으로 먹는 것이 좋다. 올리브유와 함께 섭취하면 영양 흡수율이 향상된다.

여기에 생양파를 함께 먹으면 비타민B1 흡수율도 높아진다. 향과 매운맛이 있는 양파에 산미가 있는 레몬을 더하면 피로 회복에도 도움이 되고, 염분 섭취도 줄일 수 있어 일석이조다.

*끈적한 점액과 아삭한 식감이 특징인 아삭한 고추 모양의 채소이다. –편집자 주

식단 7
퀘르세틴 섭취를 높이는 간편 식단

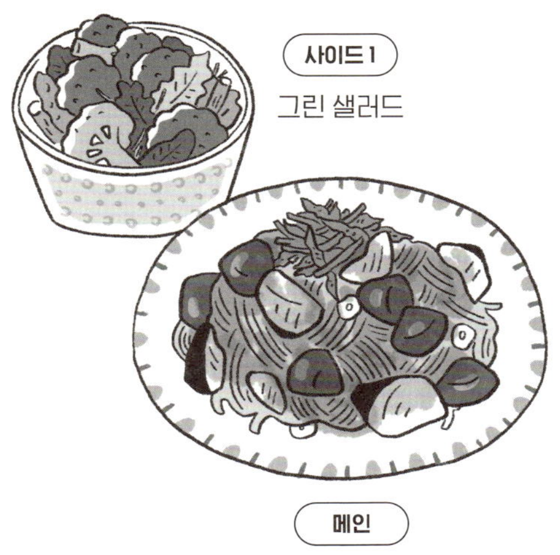

고등어·토마토 통조림과 통밀 파스타

포인트 　고등어 통조림과 토마토 통조림, 깻잎, 멘츠유를 섞어 만든 소스를 파스타에 버무리기만 하면 완성되는 간단한 레시피다. 고등어 통조림은 캔 속 국물까지 함께 먹으면 혈액을 맑게 하고 동맥경화를 예방하는 DHA·EPA를 섭취할 수 있다. 항산화 물질인 리코펜은 생토마토보다 통조림이나 가열한 토마토에서 흡수율이 더 높기 때문에 토마토 통조림을 추천한다. 여기에 채소가 부족하므로 그린 샐러드를 추가한다. 브로콜리나 얇게 썬 양파를 더하면 강력한 항산화 성분인 퀘르세틴도 함께 섭취할 수 있다.

식단 8
밀가루 없는 신장 건강 식단

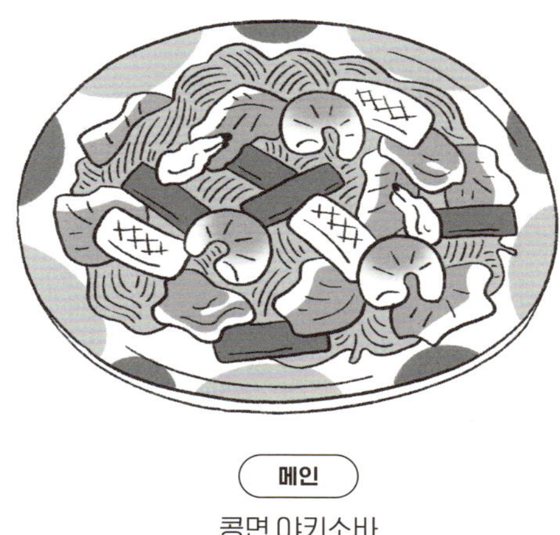

콩면 야키소바

포인트 콩면은 식물성 단백질을 섭취할 수 있을 뿐 아니라 당질 함량도 적고 혈당 상승을 억제하므로, 면 요리가 먹고 싶을 때는 콩면을 사용하는 것이 좋다. 대부분 건면 형태로 판매되어 상비용 식재료로도 추천한다. 다른 면보다 씹는 맛이 있어 포만감을 높일 수 있고, 과식을 막는 데도 도움이 된다. 삶은 콩면에, 냉장고에 남은 채소를 넣고 소스와 함께 볶아 보자. 냉동 해산물 믹스를 추가해도 좋다. 고기를 사용할 때는 한 번 데쳐 사용하면 인 섭취를 줄일 수 있다.

식단 9
염분을 줄인 여름 보양 식단

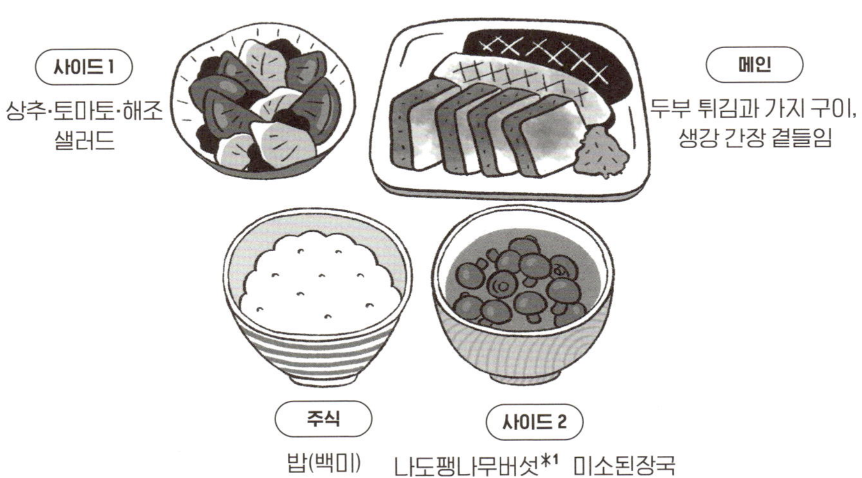

포인트 두부 튀김과 가지를 올리브유에 구운 뒤, 간 생강과 가쓰오부시, 저염 간장을 뿌리기만 하면 된다. 가지 껍질의 성분 중 하나인 나스닌은 강한 항산화 작용이 있어 껍질째 먹는 것이 좋다. 두부 튀김은 목면두부로 만든 것을 선택하면 더욱 영양가가 높다. 생강을 되도록 넉넉히 사용하면 간장 사용량을 줄일 수 있다. 양하, 시소잎*2, 파를 듬뿍 올려도 좋다. 사이드에는 생채소와 미네랄이 풍부한 해조류를 곁들인다.

*1 '나메코 버섯'의 한국어 명칭이다. 일본에서 국물 요리에 자주 쓴다.
2 일본의 대표 향신 채소이다. 모습은 깻잎과 비슷하다.

식단 10
비타민과 미네랄 섭취를 높인 식단

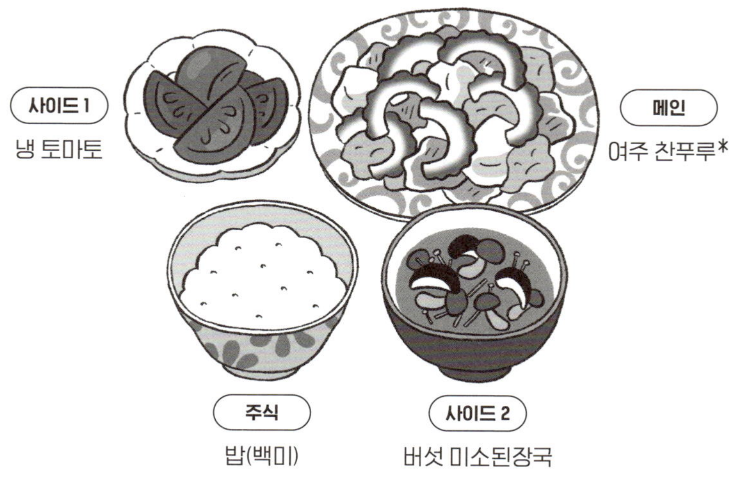

포인트 항산화 작용이 있는 사포닌과 대두 이소플라본이 풍부한 목면 두부를 손으로 뜯어 볶는다. 겉면이 노릇한 색이 날 때까지 볶으면 맛이 잘 배어 소금을 넣지 않아도 맛있게 즐길 수 있다. 비타민과 미네랄이 풍부한 여주는 되도록 짧게 가열하는 것이 좋다. 여주 대신 비슷한 영양을 섭취할 수 있는 피망을 사용해도 된다. 피망을 쓸 때는 크게 뜯어 넣으면 맛이 잘 배고 여주처럼 은은한 쓴맛을 느낄 수 있어 추천한다.

＊일본 오키나와현의 전통 볶음 요리. 일반적으로 두부와 채소, 고기 또는 생선을 함께 조리한다.

신장 유지 관리 레시피

여기부터는 내가 평소 자주 먹는 식재료를 활용한 '신장 유지 관리 레시피' 두 가지를 소개한다.

브로콜리 견과류 무침

찐 브로콜리에 잘게 부순 무염 견과류, 미소, 설탕, 간장, 올리브오일을 버무리면 완성이다. 미리 만들어 두었다가 하루 세 끼 중 어느 한 끼에 이 브로콜리 견과류 무침을 곁들여도 좋다. 만들어 두었을 경우 보관 기간은 냉장 보관 기준 이틀이다. 사용한 식재료에는 다음과 같은 효과가 있다.

브로콜리

비타민C, 비타민E, 베타카로틴 등 몸을 산화로부터 지켜 주는 항산화 물질이 풍부한 채소다. 혈관 건강을 유지하는 비타민

K와 설포라판 그리고 식이섬유도 가득 들어 있다.

견과류

양질의 식물성 단백질의 보고로, 마그네슘, 칼륨, 칼슘 등 미네랄도 함유하고 있다. 또한 오메가3 지방산과 아미노산인 아르기닌은 혈관 노화 방지에 도움이 된다. 그리고 항산화 물질인 비타민E, 폴리페놀, 플라보노이드도 풍부하다. 특히 호두와 아몬드를 추천한다.

미소(된장)

미소를 비롯한 발효식품은 장내 환경 개선에 도움이 된다. 미소에는 동맥경화를 예방하는 비타민K_2도 포함되어 있다.

연어와 아보카도 덮밥

연어와 아보카도, 쪽파를 멘츠유로 버무린다. 그릇에 밥을 담고, 그 위에 버무린 재료와 낫토를 올린 뒤, 김가루를 뿌린다.

연어

연어 살의 분홍빛은 아스타잔틴이라는 천연의 붉은 색소에 의한 것이다. 이 아스타잔틴은 강력한 항산화 작용을 하는 것으로 알려져 있다.

아보카도

아보카도는 과육의 약 20퍼센트가 지방으로 이루어져 있으며, 혈중 콜레스테롤과 중성지방을 감소시키는 올레산·리놀산·리놀렌산 등의 불포화지방산이 풍부하다. 또한 천연 색소인 루테인과 제아잔틴 등의 항산화 물질도 함유하고 있다.

낫토

낫토의 끈적임을 만드는 성분은 낫토키나아제라는 효소다. 낫토키나아제는 혈관 내 혈전 형성을 억제해 심혈관질환의 위험을 낮추는 데 도움이 된다. 원료인 대두에 함유된 이소플라본에는 혈압을 낮추는 작용이 있는 것으로 알려져 있다. 또한 식이섬유도 풍부한 발효식품이므로 꾸준히 섭취하는 편이 좋다.

잡곡

피, 조, 기장 등의 잡곡은 백미에 비해 식이섬유가 풍부해 식후 혈당 상승을 억제하고 장내 환경을 개선해 준다. 다만 잡곡에는 유기인 함량이 높은 편이므로, 백미 한 컵에 잡곡은 한 큰술 정도만 섞어 밥을 짓는 것을 추천한다. 신장 기능이 저하되면 잡곡을 넣지 않고 백미만 사용하도록 한다.

식이섬유가 많은 잡곡을 섞으면 백미만 먹을 때보다 포만감을 느끼기 쉬워서 과식을 예방하는 데도 도움이 된다.

항산화 & 항당화 효과 최강! 찜이나 전자레인지로 조리하는
브로콜리 견과류 무침

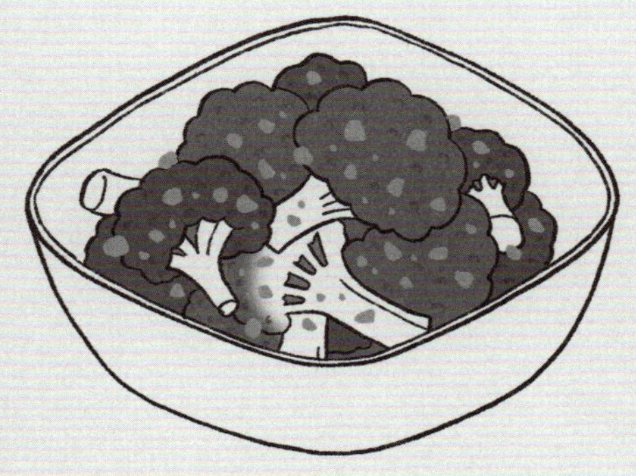

재료(2인분)

브로콜리 100g
무염 견과류 10g

양념

된장과 간장 각 1/2작은술
설탕 약 1작은술
올리브오일 2작은술

만드는 법

① 브로콜리를 먹기 좋은 크기로 나누어 내열 용기에 담고, 랩을 살짝 씌운 뒤 전자레인지에서 약 1분 30초간 가열한다.

② 견과류는 비닐봉지 등에 넣어 잘게 부수고(병 바닥으로 두드려도 좋다.) 미리 만들어 둔 양념을 ①에 더해 주무르듯 버무린다.

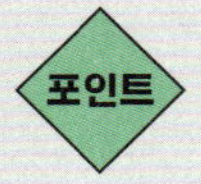

포인트 브로콜리는 평소 반찬이나 도시락 반찬은 물론, 출출할 때 간식으로도 좋다. 삶기보다는 찌거나 전자레인지에서 2~3분 정도 가열하는 편이 비타민 손실이 적어 추천한다. 또한 견과류에는 양질의 지방이 함유되어 있어 LDL 콜레스테롤을 낮추는 데 도움이 되며, 식감과 풍미를 더해준다.

장은 편안하게, 신장은 건강하게!
연어 아보카도 덮밥

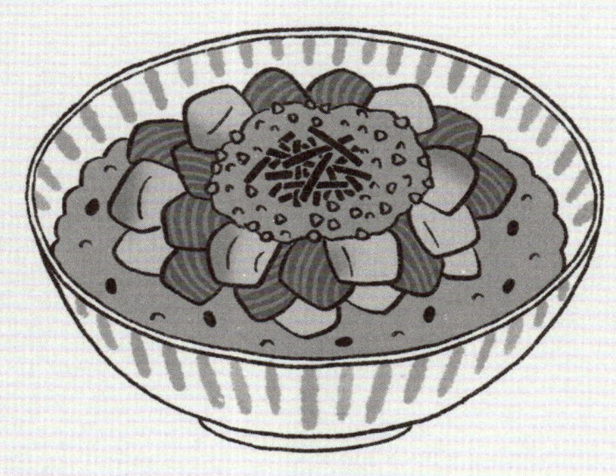

재료(1인분)

브로콜리 100g
무염 견과류 10g

양념

회용 연어 80g
멘츠유(2배 농축) 2작은술
올리브오일 2작은술
아보카도 1/4개
낫토 1/2팩
쪽파 1대
백미 또는 잡곡밥 적당량
김가루 약간

만드는 법

① 연어와 아보카도는 깍둑썰기하고, 쪽파는 송송 썬다.

② ①을 멘츠유와 올리브오일에 버무려 밥 위에 올리고, 섞은 낫토와 김가루를 얹는다.

포인트

영양을 최대한 살리기 위해 연어는 가능하면 생으로 섭취하는 것이 좋다. 아보카도 역시 활성산소 억제 효과가 뛰어나다. 여기에 낫토를 더하면 장내 환경이 개선되어 신장 유지 관리 효과도 극대화된다. 간은 저염 간장을 살짝 뿌려도 충분하다. 올리브오일을 조금 더 하면 적은 양의 멘츠유로도 맛이 잘 배고, 풍미도 한층 깊어진다.

신장에 부담을 줄이는 음주 원칙

나는 술을 마시는 것을 무척 좋아한다. 술맛 자체도 좋지만, 함께 술잔을 기울이는 그 분위기가 즐겁다. 알코올이 직접적으로 신장에 악영향을 준다는 뚜렷한 근거는 없으나, 과음은 생활습관병으로 이어질 수 있으므로 주의가 필요하다.

또 하나 주의해야 할 것은 술과 함께 먹는 안주다. 술이 들어가면 무심코 많이 먹게 되고, 염분 섭취 등도 늘어나기 마련이다. 그래서 여기서는 신장에 부담을 주지 않는 안주 선택법과 섭취법을 소개하고자 한다.

집에서 술을 마실 때는 먼저 채소를 듬뿍 넣은 샐러드를 먹는다. 그리고 안주는 무염 견과류나 채소를 낫토와 김치, 저염 미소 같은 발효식품과 조합하여 먹는다. 그다음으로 회, 가다랑어 타다키, 굴 같은 조개류를 먹고 튀김이나 육류, 스낵류는 되도록 피한다.

밖에서 마실 때도 '술 마시기 전에는 샐러드 먹기'를 원칙으로 한다. 웬만한 가게에 샐러드는 다 있으니 어렵진 않을 것이다.

나는 술 종류는 가리지 않지만, 칼로리가 높은 음식을 먹을 때는 칼로리가 낮은 위스키나 브랜디를 선택한다. 일본주는 양조 알코올이 첨가되지 않은 준마이슈를 마신다. 일본주에는 구연산과 아미노산이 포함되어 있어 혈압을 낮추는 효과와 혈액순환을 개선하는 효과가 있다고 알려져 있다. 또한 항산화 작용도 기대할 수 있다. 한편, 활성산소를 제거하는 작용이 있는 폴리페놀의 일종인 '레스베라트롤'을 섭취할 수 있어 레드와인을 마시기도 한다. 다만 방부제 등의 첨가물이 들어 있지 않은 제품을 고른다.

신장을 지키는 안주 먹는 법

술안주를 고를 때 고려해야 할 것은 혈당 수치, 산화, 당화, 장내 환경, 무기인, 염분이다. 따라서 안주는 채소, 견과류(씨앗류), 발효식품을 중심으로 고르고, 가공되지 않고 가능한 한 재료 본연의 형태로 먹을 수 있는 것을 추천한다.

조미료는 최소한으로 한다. 저염 간장, 향신 채소, 향신료, 산미 등을 잘 활용해 염분을 줄이는 습관을 들이자.

급격한 혈당 상승 막기

술을 마시기 전에 반드시 샐러드를 충분히 먹는다. 과음과 과식도 막을 수 있다.

항산화·항당화 작용과 장내 환경 개선 효과가 있는 안주를 고르기

무염 견과류는 항산화와 항당화 작용을 모두 기대할 수 있는 가장 추천하는 안주다. 그 밖에도 항산화 물질을 섭취할 수 있는 채소와 해조류, 단백질을 섭취할 수 있는 대두 제품, 김치, 낫토, 저염 미소 등 발효식품도 좋은 선택이다.

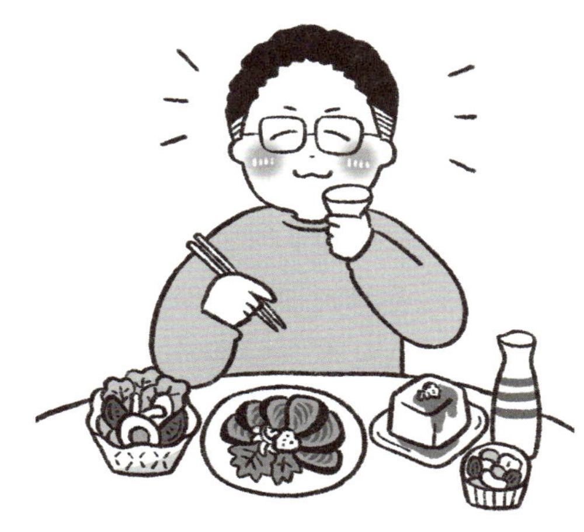

신장 기능 저하를 늦추는 일상 활동

　나는 몸을 움직이는 것을 좋아하지만, 업무가 바빠 운동을 위해 일부러 시간을 내기가 쉽지 않다. 그래서 지금은 출퇴근 시간에 운동을 포함하고 있다. 내 근무지는 두 곳인데, 한 곳은 역에서 병원까지 3킬로미터 거리다. 여기까지는 천천히 조깅한다. 다른 한 곳은 역에서 병원까지 5킬로미터 거리로, 자전거를 타고 이동한다. 이 때문에 출근 복장은 언제나 스포츠웨어다. 지하철역에서는 엘리베이터나 에스컬레이터 대신 계단을 이용한다. 휴일에 외출할 때도 목적지까지 5킬로미터 이내라면 걸어서 이동하려고 한다. 또한 근력 운동으로 집에서 팔굽혀펴기와 허벅지 들어올리기(117쪽 참조)를 각각 100회씩 하고 있다.

　운동은 몸에 무리가 가지 않는 범위에서 하는 것이 중요하다. 여러분도 자신의 체력과 몸 상태에 맞춰 운동하길 바란다.

신장 건강을 지키는 또 하나의 방법, 명상

기쁜 일부터 슬픈 일, 놀라운 일까지 인생에서는 정말 다양한 일이 일어난다. 이런 일들로 인해 받는 스트레스에서 마음과 몸이 회복되기까지 얼마나 많은 에너지가 필요한지, 즉 스트레스의 정도를 수치화해 나타낸 연구 보고가 있다(사회적 재적응 평가 척도). 이에 따르면, 가장 큰 스트레스를 느끼는 사건은 배우자의 죽음이다. 사실 내 아내는 11년 전에 큰 병을 앓다가 1년간의 투병 끝에 세상을 떠났다. 그렇게 10년 전 나는 어린 두 아이를 둔 싱글 대디가 되었다. 그 무렵에는 흰머리가 늘고, 잠이 얕아지며, 생각이 잘 정리되지 않고, 두근거림이 생기는 등 온갖 신체 증상이 잇따라 나타났다. 스트레스와 몸 상태가 얼마나 밀접하게 연결되어 있는지 실감했다.

아내를 잃은 경험 그리고 내 몸의 증상들은 건강은 무엇과도 바꿀 수 없고, 병이 생긴 후에는 늦다는 사실을 깨닫게 했다.

그래서 예방을 중시하는 안티에이징^{항노화} 의학을 공부하게 되었다. 또한 전문 분야인 의학뿐 아니라, 심리학과 전통 종교도 독학으로 배우기 시작했다. 그 과정에서 시작한 것이 명상이다.

나는 아침에 일어난 뒤 카펫이 깔린 거실로 이동해 양반다리를 하고 앉는다. 그리고 눈을 감는다. 입으로 천천히 길게 숨을 내쉰 뒤 약 3초간 숨을 멈추고, 코로 천천히 숨을 들이마시는 깊은 호흡을 반복한다. 처음에는 '이것도 해야 하는데', '저건 아직 못 끝냈지' 같은 잡념이 끊임없이 떠오른다. 잡념이 떠오르는 것은 어쩔 수 없는 일이라고 생각한다. 그렇게 잡념이 있는 동안에는 계속 깊게 호흡한다. 그러다 보면 마음이 스르르 가라앉고, 잡념이 말끔히 사라지며, 이른바 '무無'의 상태로 들어갈 수 있다. 그렇게 되면 자연스러운 호흡으로 이어진다.

명상은 10~30분 정도 하는데, 도중에 잡념이 떠오르는 것은 흔한 일이다. 그럴 때는 다시 깊은 호흡으로 돌아가 잡념이 사라질 때까지 이어간다.

명상을 마치고 나면 '아, 이렇게 해결하면 되겠구나', '이건 이제 내려놓아도 되겠어'와 같은 깨달음이 떠오르기도 한다. 또 신기하게도 살아 있는 자체가 감사하다는 마음이 서서히 내 안에서 솟아오른다.

인생에서 일어나는 생로병사는 우리가 통제할 수 없지만, 여러 일로 인해 받는 스트레스나 내 감정은 통제할 수 있다. 이 사

실을 깨닫고 나서 이전보다 훨씬 더 긍정적으로 행동할 수 있게
되었다. 지금도 날마다 다양한 일이 일어나지만, 나는 하루하루
를 즐겁고 행복하게 살아가고 있다.

마음 유지 관리가 되는 '명상'

명상의 이완 효과를 높이는 요령은 호흡에 집중하는 것이다. 처음에는 여러 잡념이 떠오르겠지만, 억지로 없애려 하지 말고 다시 호흡에 집중한다. 그러면 잡념은 자연스럽게 사라진다.

처음부터 오래 할 필요는 없다. 나는 매일 아침 30분 정도 하지만, 처음에는 5분 정도면 충분하다. 조금씩 시간을 늘려 가자.

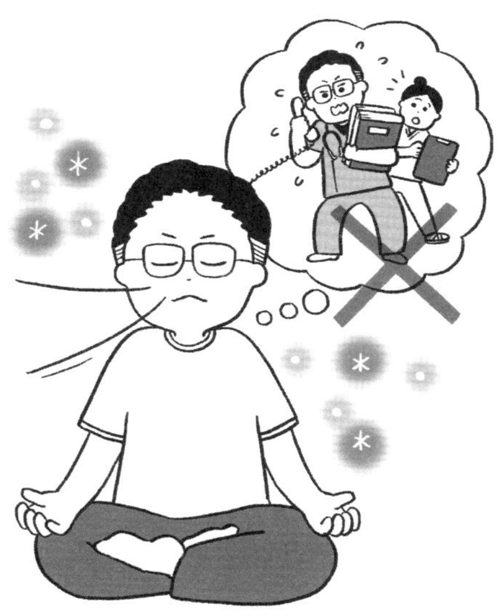

① 어깨의 힘을 빼고, 등을 곧게 펴 양반다리를 한다. 등이 굽으면 가슴이 닫혀 깊은 호흡이 어려워지므로 주의한다.
② 눈을 감는다. 입으로 천천히 길게 숨을 내쉰 뒤 약 3초간 숨을 멈추고, 코로 천천히 숨을 들이마신다. 이 깊은 호흡을 반복한다. 호흡에 의식을 집중한다.

신장 건강을 위한 체온 관리

신장은 가느다란 혈관의 집합체이므로 혈류가 무엇보다 중요하다. 그래서 나는 혈류를 촉진하기 위해 몸을 차게 하는 행동은 피하고 있다. 특히 여름철에는 더 주의가 필요하다. 더울 때일수록 몸이 식는 것을 대수롭지 않게 생각하기 때문이다. 그래서 나는 냉방 온도는 25도 이상으로 설정해 두고, 음료 역시 얼음을 넣지 않고 가능한 한 상온으로 마시고 있다. 또한 매일 30분 이상 입욕하여 몸을 속부터 따뜻하게 한다. 오래 목욕할 때는 탈수를 막기 위해 욕실에 물병 등을 가져가 수분을 보충한다. 신장이 차가워지는 것을 막기 위해 신장이 위치한 허리보다 약간 위쪽에 일회용 핫팩을 대거나 복대를 두르는 것도 좋다. 일회용 핫팩을 사용할 때에는 저온 화상을 방지하기 위해 피부에 직접 대거나, 같은 부위에 장시간 대지 않도록 한다.

외식, 금지보다 중요한 것은 방법이다

아이들의 성화에 못 이겨 함께 편의점에 들를 경우가 있다. 내가 먹으려고 사는 것은 무염 견과류뿐이지만, 그렇다고 아이들에게 '가공식품은 안 돼'라며 제한하지는 않는다. 주변 친구들은 편의점 삼각 김밥을 먹는데, 자신만 부모님이 먹지 못하게 하는 것도 교육적으로 바람직하지 않다고 생각하기 때문이다.

다만, 가공식품에 얼마나 많은 식품첨가물이 들어 있는지를 아이들이 알게 해 주고 싶어서 식품을 사기 전에는 반드시 식품 성분표를 같이 확인한다. 그리고 "여기에는 pH 조정제, 저기에는 팽창제라고 쓰여 있지? 둘 다 무기인을 의미하는 거야" 하고 아이들에게 설명해 주려고 한다. 이러한 부모의 모습을 통해 아이들 스스로 식품 성분표를 확인하는 습관을 익히기 기대하고 있다.

무기인이 포함된 첨가물

소시지처럼 성분 표시에 '인산염'이라고 기재된 경우도 있지만, 그 밖에도 인산염이 포함된 첨가물이 있다.

- 유화제: 가공 치즈, 초콜릿, 껌, 아이스크림, 휘핑크림, 케이크, 마요네즈, 마가린 등에 사용된다.

- 간수: 중화면에 사용된다.

- 이스트 푸드: 빵, 과자 등에 사용된다.

- pH 조정제: 주먹밥, 샌드위치, 도시락 등 많은 가공식품에 사용된다.

- 팽창제(베이킹파우더): 빵, 비스킷, 쿠키 등의 과자류에 사용된다.

이 책을 끝까지 읽어 주신 여러분께 감사의 인사를 드린다. 여기까지 읽었다면 신장병에 대한 당신의 인식이 크게 달라졌을지도 모르겠다. 검사에서 이상이 나왔거나, 신장 기능이 저하되기 시작했다는 징후가 보인다고 해서 곧바로 엄격한 식이 제한이나 인공투석을 하게 되는 것은 아니다. 이것은 의사로서 분명히 말할 수 있다.

요즘 세상에는 의학 정보가 넘쳐난다. 인터넷으로 손쉽게 각종 증상의 원인을 찾아볼 수 있게 되었지만, 조금이라도 해당하는 내용이 있으면 불안이나 절망감이 커지기 쉽다. 특히 신장과 관련된 정보에는 유독 비관적인 내용이 많아 검색을 계속하다 보면 엄격한 식사 제한, 불치병, 인공투석과 같은 부정적인 단어들이 잇따라 등장한다. 그로 인해 체념에 가까운 마음을 갖게 되는 사람도 있다.

그러나 앞서 말했듯이, 신장 기능이 저하되었다고 해서 결코 부정적으로 생각할 필요는 없다. 그러니 부디 조급해하지 말기 바란다. 불안은 그 자체로 스트레스가 되어 신장 기능을 지키는 데 오히려 해가 된다. 당뇨병이나 고혈압 등으로 손상된 신장이라 하더라도, 생활 습관을 바꾸고 적절한 유지 관리와 치료를 하면 그 손상을 자연스러운 노화의 범위에 가깝게 늦출 수 있다.

신장 기능을 되돌린 사례로 가장 먼저 떠오르는 사람은 사토 미쓰히로 씨(가명, 39세)다. 회사원으로 일하던 사토 씨는 32세에 당뇨병 진단을 받았다. 이후 당뇨병이 악화되어 당뇨병성 신증으로 진행되었다. 신장 기능 저하로 부종이 심해졌고, 당시 담당 의사의 소개를 통해 신장 전문의인 내가 그의 진료를 맡게 되었다.

내가 처음 진료했을 당시 사토 씨는 키 173센티미터에 체중이 101킬로그램이 넘었다. 한눈에 보기에도 많이 괴롭겠다는 생각이 들었다. 얼굴과 손가락이 부종으로 크게 붓고, 추정 사구체여과율은 32.0, 만성신장질환 단계는 G3b였다. 나는 세뇨관에서 포도당 흡수를 억제하는 약을 처방하고, 이 책에서 소개한 생활습관 개선 방법을 안내했다. 사토 씨 본인도 이대로 가면 투석까지 하게 될 수 있겠다는 위기감을 느끼고 성실하게 실천했다. 그 결과 약 5개월 만에 체중이 70.9킬로그램으로 줄었고, 추정 사구체여과율은 49.6으로 회복되어 단계도 G3a로 개선되었다.

이처럼 중증 당뇨병으로 만성신장질환이 된 경우더라도, 신장 기능 저하를 되돌릴 가능성은 있다는 것이다. 이전 저서 『사람은 신장부터 늙는다』에서는 예방을 중시하는 안티에이징 의학의 관점에서 신장의 기능 등을 해설했다. 이번 책에서는 이미 신장 기능이 저하된 사람, 신장병에 관한 이야기를 접하고 불안해진 사람 등 폭넓은 독자를 대상으로 지친 신장을 치유하고 유지 관리하는 구체적인 방법을 보다 알기 쉽게 소개했다.

만성신장질환이라는 진단을 받았다고 해서 이미 늦었다고 낙담할 필요는 없다. 이 책의 방법을 실천한다면, 엄격한 식이 제한이나 투석 치료 없이도 충분히 활기차게 장수를 누릴 수 있을 것이다. 인생 100세 시대에 들어섰다. 아직 인생은 길다. 조급해하지 말고 서두르지 말고, 지금 할 수 있는 일을 천천히 해 나가자. 그리고 소중한 가족과 친구에게도 신장 건강의 중요성에 대해 전해 주길 바란다.

"지금도 늦지 않았다! 조급해하지 말고, 포기하지 말고, 꾸준히
유지 관리하자"

다카토리 유지

참고 문헌

Kidney News. "A Hidden Epidemic: More than 850 Million Suffer from Kidney Diseases Worldwide, Organizations Report." Kidney News 10(8), 2018.

・厚生労働省,「第1回腎疾患対策検討会 '腎疾患の現状'」.

・厚生労働省,「令和5年(2023)人口動態統計月報年計(概数)の概況」.

・一般社団法人 日本透析医学会,「わが国の慢性透析療法の現況(2022年12月31日現在)」.

・厚生労働省,『日本人の食事摂取基準(2020年版)』.

・大阪大学腎臓内科ホームページ,「マグネシウムは非糖尿病性慢性腎臓病患者におけるリンと腎不全進行リスクの関連を修飾する」.

・東洋大学 LINK@TOYO,「'ポリフェノール'とは?医学博士に聞く、体にもたらす効果と正しい摂取方法」.

・黒尾 誠,『腎臓が寿命を決める: 老化加速物質リンを最速で排出する』, 幻冬舎.

・くまもと禁煙推進フォーラム,「CKDの治療と予防は '禁煙から!'」.

・日本腎臓学会 編,「慢性腎臓病に対する食事療法基準2014年版」,『日腎会誌』56(5), 553-599, 2014.

・Munehiro Kitada et al., "Methionine abrogates the renoprotective effect of a low-protein diet against diabetic kidney disease in obese rats with type 2 diabetes," Aging (Albany NY) 12(5), 4489-4505, 2020.

· Diana Cooke et al., "Dietary methionine restriction modulates renal response and attenuates kidney injury in mice," FASEB Journal 32(2), 693-702, 2018.

· "Methionine restriction affects oxidative stress and glutathione-related redox pathways in the rat," Experimental Biology and Medicine (Maywood) 238(4), 392-399, 2013.

· Sreenivasa Maddineni et al., "Methionine restriction improves renal insulin signalling in aged kidneys," Mechanisms of Ageing and Development 157, 35-43, 2016.

· GBD Chronic Kidney Disease Collaboration, "Global, regional, and national burden of chronic kidney disease, 1990-2017: a systematic analysis for the Global Burden of Disease Study 2017," The Lancet 395(10225), 709-733, 2020.

· M Manabe, "Saltiness enhancement by the characteristic flavor of dried bonito stock," Journal of Food Science 73(6), S321-S325, 2008.

· 文部科学省,「学校給食摂取基準の策定について(報告)」.

· NHKスペシャル,「食の起源 第2集 '塩' 人類をとりこにする"本当の理由"」.

· 公益財団法人 ソルト・サイエンス研究財団,「血管石灰化に対するマグネシウムの治療効果とその分子機構の解明」.

·「見えてきた腸腎連関の存在」,『日本内科学会雑誌』106(5).

· Aleksandar Denic et al., "Structural and Functional Changes With the Aging Kidney," Advances in Chronic Kidney Disease 23(1), 19-28, 2016.

· Zhen Dong et al., "Disease prevention and delayed aging by dietary sulfur amino acid restriction: translational implications," Annals of the New York Academy of Sciences 1418(1), 44-55, 2018.

· 日本腎臓学会 編,『CKD診療ガイド2012』, 東京医学社.

· 取 優二,『人は腎臓から老いていく』, アスコム.

신장
케어

초판 1쇄 발행 2026년 05월 11일

지은이 다카토리 유지
옮긴이 김소원
펴낸이 김영조
편집 김윤하, 최희윤 | **디자인** 오주희 | **마케팅** 김민수, 강지현 | **제작** 김경묵 | **경영지원** 정은진
외주디자인 이병옥
펴낸곳 싸이프레스 | **주소** 서울시 마포구 양화로7길 44, 3층
전화 02)335-0385 | **팩스** (02)335-0397
이메일 cypress@cypressbook.co.kr
홈페이지 www.cypressbook.co.kr | **블로그** blog.naver.com/cypressbook1
인스타그램 싸이프레스 @cypress_book | **싸이클** @cycle_book
출판등록 2009년 11월 3일 제2010-000105호

ISBN 979-11-6032-270-5 13510